David B. Agus, MD
A short guide to a Long Life
나를 살리는 건강습관 65

※ 이 도서의 국립중앙도서관 출판시도서목록(CIP)은 서지정보유통지원시스템 홈페이지(http://seoji.nl.go.kr)와 국가자료공동목록시스템(http://www.nl.go.kr/kolisnet)에서 이용하실 수 있습니다. (CIP제어번호: CIP2014032092)

A SHORT GUIDE TO A LONG LIFE by David B. Agus, M.D.

Copyright © 2014 by Dr. David B. Agus
Illustrations © 2014 by Chieun Ko-Bistrong
All Rights Reserved.

이 책은 (주)한국저작권센터(KCC)를 통한 저작권자와의 독점계약에 의하여 베가북스에서 출간되었습니다. 저작권법에 의해 한국 내에서 보호를 받는 저작물이므로 무단전재와 복제를 금합니다.

David B. Agus, MD
A short guide to a Long Life

나를 살리는 건강습관 65

※ 이 도서의 국립중앙도서관 출판시도서목록(CIP)은 서지정보유통지원시스템 홈페이지(http://seoji.nl.go.kr)와 국가자료공동목록시스템(http://www.nl.go.kr/kolisnet)에서 이용하실 수 있습니다. (CIP제어번호: CIP2014032092)

A SHORT GUIDE TO A LONG LIFE by David B. Agus, M.D.

Copyright © 2014 by Dr. David B. Agus
Illustrations © 2014 by Chieun Ko-Bistrong
All Rights Reserved.

이 책은 (주)한국저작권센터(KCC)를 통한 저작권자와의 독점계약에 의하여 베가북스에서 출간되었습니다. 저작권법에 의해 한국 내에서 보호를 받는 저작물이므로 무단전재와 복제를 금합니다.

빠르게 쉽게 즐겁게 읽는 국민 건강 가이드

나를 살리는
건강
습관
65

의학박사 데이빗 B. 에이거스 |
노동영·서울대 국민건강지식센터 감수 |
권기대 옮김

VegaBooks

일러두기

이 책은 저자의 의견과 아이디어를 담고 있습니다. 그리고 이 책이 다루고 있는 주제에 관하여 유익한 정보를 독자에게 제공하는 것이 그 의도입니다. 독자들은 이 책의 저자, 역자, 그리고 출판사가 이 작품에 묘사되고 있는 의학적 서비스, 건강위생 서비스, 혹은 기타 어떤 전문적인 서비스도 제공하고 있지 않다는 사실을 이해하고 있는 것으로 간주합니다. 아울러 독자들은 이 책이 담고 있는 의견이나 제안을 채택한다든지 그로부터 무언가를 추론하기 전에, 반드시 자신의 의사나 유능한 전문가들에게 의견을 구해야 할 것입니다. 저자와 역자 및 출판사는 이 책의 내용 가운데 어떤 부분이든 독자가 직접 혹은 간접으로 이를 사용하거나 적용한 결과에서 야기되는 손실, 손해, 위험 등에 대해서 그 성격에 상관없이 일체의 책임을 지지 않을 것임을 명백히 밝혀두는 바입니다.

나의 아내이자 파트너이며 애인인
에이미 포비치,
그리고 우리의 성공적인
유전자 실험의 산물인
시드니와 마일즈에게
이 책을 바친다

이 책을 쓰게 된 짤막한 내력

히포크라테스는 기원전 3~4세기를 살았던 그리스의 의사다. 근대의학은 그를 가리켜 서양의학의 아버지라 부른다. 그는 오늘날 널리 인용되는 유명한 말들을 통해서 여러 가지 중요한 '건강 법칙'을 전했던 초기 의사들 가운데 한 사람이다. 다음에 열거한 몇 가지 예는 현대의학에 여전히 그대로 적용될 수 있으니 참으로 놀랍지 않을 수 없다. 과학과 수많은 데이터를 현실에 적용하게 만든 것은 우리가 사는 현대라고 주장할 수도 있겠지만, 히포크라테스가 처음 관찰하고 추천한 것들은 2000년 전이었음에도 불구하고 기막히게 정확했다.

> 걷기는 인간에게 가장 좋은 약이다.
> 음식이 그대의 약이 되게 하고, 약이 그대의 음식이 되게 하라.
> 과거를 분명히 밝히고, 현재를 진단하여, 미래를 예측하라.
> 무엇보다도 해를 끼치지 말라(Primum non nocerum).
> 사람이 어떤 질병에 걸렸는가를 아는 것보다, 질병이 어떤 사람에게 깃들었는지를 아는 것이 훨씬 더 중요하다.
> 만약 모든 사람들에게 딱 적당한 분량(지나치게 적지도 않고 지나치게 많지도 않은)의 영양분과 운동을 제공할 수 있다면, 우리는 건강으로

나의 아내이자 파트너이며 애인인
에이미 포비치,
그리고 우리의 성공적인
유전자 실험의 산물인
시드니와 마일즈에게
이 책을 바친다

이 책을 쓰게 된 짤막한 내력

히포크라테스는 기원전 3~4세기를 살았던 그리스의 의사다. 근대의학은 그를 가리켜 서양의학의 아버지라 부른다. 그는 오늘날 널리 인용되는 유명한 말들을 통해서 여러 가지 중요한 '건강 법칙'을 전했던 초기 의사들 가운데 한 사람이다. 다음에 열거한 몇 가지 예는 현대의학에 여전히 그대로 적용될 수 있으니 참으로 놀랍지 않을 수 없다. 과학과 수많은 데이터를 현실에 적용하게 만든 것은 우리가 사는 현대라고 주장할 수도 있겠지만, 히포크라테스가 처음 관찰하고 추천한 것들은 2000년 전이었음에도 불구하고 기막히게 정확했다.

> 걷기는 인간에게 가장 좋은 약이다.
> 음식이 그대의 약이 되게 하고, 약이 그대의 음식이 되게 하라.
> 과거를 분명히 밝히고, 현재를 진단하여, 미래를 예측하라.
> 무엇보다도 해를 끼치지 말라(Primum non nocerum).
> 사람이 어떤 질병에 걸렸는가를 아는 것보다, 질병이 어떤 사람에게 깃들었는지를 아는 것이 훨씬 더 중요하다.
> 만약 모든 사람들에게 딱 적당한 분량(지나치게 적지도 않고 지나치게 많지도 않은)의 영양분과 운동을 제공할 수 있다면, 우리는 건강으로

가는 가장 안전한 길을 찾은 셈이다.

지혜로운 자는 건강이 인간에게 주어지는 최고의 축복임을 감안하여, 스스로의 생각으로 질병으로부터도 어떻게 교훈을 얻을 수 있는지 배워야 할 것이다.

무엇이든 지나친 것은 자연을 거스르는 일이다.

아무 것도 하지 않는 것 또한 훌륭한 치료다.

사실은 과학과 의견이라는 두 가지가 있는데, 과학은 지식을 낳고 의견은 무지를 낳는다.

"

히포크라테스 (기원전 460년경 ~ 기원전 370년경)

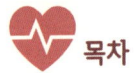 **목차**

이 책을 쓰게 된 짤막한 내력 6
추천사 12
감수의 글 13
프롤로그 16

PART 1
건강하게 살려면 해야 할 일들

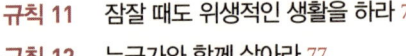

규칙 1	귀 기울이고, 관찰하고, 느껴라! 그리고 내 몸의 특색을 기록하라 35
규칙 2	스스로를 측정하라 40
규칙 3	생활을 자동화하라 45
규칙 4	의료 데이터를 정리하고 활용하라 48
규칙 5	진짜배기 음식을 먹어라 51
규칙 6	단골가게를 만들어라 57
규칙 7	텃밭을 가꿔라 60
규칙 8	나한테 맞는 식사법을 유지하라 63
규칙 9	직장에서 여유를 찾아라 67
규칙 10	저녁식사 땐, 와인 한 잔 71
규칙 11	잠잘 때도 위생적인 생활을 하라 73
규칙 12	누군가와 함께 살아라 77
규칙 13	건강한 몸무게를 유지하라 80
규칙 14	감기라고는 몰라도 독감예방주사는 매년 맞아라 83

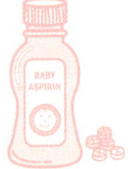

규칙 15	가끔은 알몸으로 거울 앞에 서라 87
규칙 16	엉덩이를 들고 좀 더 자주 움직여라 90
규칙 17	매일 15분씩, 심장박동을 50% 올려라 94
규칙 18	커피도 분별 있게 마셔라 97
규칙 19	할아버지가 어떻게 돌아가셨는지 부모에게 물어보라 100
규칙 20	DNA 검사, 고려해보라 103
규칙 21	스타틴을 주목하라 107
규칙 22	'베이비 아스피린'을 복용하라 111
규칙 23	검진이나 예방주사 권유를 따르라 114
규칙 24	1년, 5년, 10년, 20년 건강계획을 짜라 118
규칙 25	아플 땐 '스마트하게' 121
규칙 26	만성질환의 관리 124
규칙 27	의사는 당신의 파트너 127
규칙 28	몸의 코어를 튼튼하게, 자세는 올바르게 131
규칙 29	스마일! 134
규칙 30	열정을 추구하라 136
규칙 31	긍정적으로 살라 139
규칙 32	미숙한 운동이나 활동에 집중하라 143
규칙 33	눈과 귀를 잘 보호하라 146
규칙 34	양치질과 발 씻기를 잊지 말라 149
규칙 35	심폐소생술을 배워라 153
규칙 36	휴대용 비상구급함을 준비하라 155
규칙 37	연어, 정어리, 참치 등 냉수성 어류를 섭취하라 160
규칙 38	과일과 채소를 하루에 다섯 번씩은 먹어라 162
규칙 39	건강습관을 다음 세대에게 확실히 가르치라 165
규칙 40	약간의 강박증은 좋게 생각하라 169
규칙 41	아침식사는 꼭 챙겨라 171
규칙 42	가능한 한 많은 규칙을 지켜라 174

규칙 43   병에 걸려도 긍정적으로 생각하라 176
규칙 44   쭈—욱 쭈—욱 스트레치하라 179
규칙 45   할 일 목록을 작성하라 181
규칙 46   주저 말고 도움을 청하라 184
규칙 47   아이를 가져라 187
규칙 48   순응하라 189
규칙 49   애완견을 길러라 192
규칙 50   삶의 종착역에 대한 대화, 피하지 말라 194
규칙 51   생물학·의학의 기초용어를 알아두라 197
규칙 52   스스로 '건강'을 정의하라 200

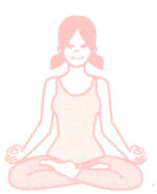

PART 2
아프지 않으려면 피해야 할 일들

규칙 53   나쁜 재료와 반짝 유행 다이어트를 피하라 205
규칙 54   디톡스를 경계하라 209
규칙 55   무모한 행동이나 위험한 스포츠는 멀리하라 212
규칙 56   공항의 스캐너를 거부하라 215
규칙 57   피부를 함부로 태우지 말라 218
규칙 58   불면증을 이겨내라 220
규칙 59   뽀족구두와 염증을 주의하라 225
규칙 60   뭐든지 주스로 만들지 마라 228
규칙 61   붉은 고기와 가공육은 일주일에 세 번 이상 먹지마라 231
규칙 62   비타민과 보충제는 적당히 복용하라 233
규칙 63   여유가 없다고 핑계대지 마라 236
규칙 64   담배는 그만! 239
규칙 65   의료정보를 숨기지 마라 242

PART 3
들어서 나쁠 것 없는 의사의 지시사항

20대 건강 체크리스트 246

30대 건강 체크리스트 248

40대 건강 체크리스트 250

50대 건강 체크리스트 252

60대 건강 체크리스트 254

70대 이후 건강 체크리스트 256

당신이 놓치기 쉬운 100세 건강 리스트 258

질병이 나를 피하게 만드는 행동 10가지 262

아이들에게 건강과 복지를 가르치는 방법 10가지 263

미국의 가장 흔한 사망 원인 10가지 265

전 세계의 가장 흔한 사망 원인 10가지 266

가장 널리 알려진 살빼기 미신 267

트랜스 지방이 가장 많이 함유된 음식 10가지 268

설탕이 가장 많이 들어 있는 음식 10가지 269

혈당지수가 가장 높은 음식물 270

오메가3가 가장 많이 함유된 생선 11가지 271

수은에 가장 많이 오염된 생선 10가지 272

건강·의료 관련 미국 10대 웹사이트 273

식중독의 5대 주범 274

꼭 응급실을 찾아야 할 상황 10가지 275

동절기에 반드시 해야 할 10가지 276

반드시 걸어야 할 이유 10가지 277

에필로그 278

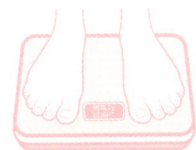

★★ 추천사 ★★

　데이빗 B. 에이거스 박사의 《나를 살리는 건강 습관 65》는 간단하고 쉽습니다. 어쩌면 전에 어디선가 본 듯한 건강 상식일 수도 있습니다. 하지만 이러한 간단하고 쉬운 실천들이 모이고 모여 건강한 몸, 건강한 삶을 만듭니다. 진정한 웰빙은 오래 사는 것만이 아니라 건강하게 오래 사는 것이 아닐까요? 이 책은 그러한 삶을 위한 실천 규칙이라고 할 수 있습니다. 특히 어린 자녀들에게 일찍부터 이 규칙을 따르게 하면 어떨까 합니다. 대한민국이 건강해지길 바라는 마음으로 이 책을 추천합니다.

권오중 • 유방외과 전문의, KBS 〈비타민〉 팀닥터

　건강은 내 몸이 어떻게 이루어지고 움직이는지 알고자 하는 '관심'에서 시작됩니다. 건강한 삶은 어쩌면 비싸고 화려한 방법이 아니라 소박하고 우리가 이미 알고 있던 것들을 지키는 데서 시작되는 것 같습니다. 영양, 운동, 생활습관이 노화를 막듯이 건강한 삶도 되찾아 줄 것입니다. 읽어보니 한 꼭지당 3분 정도의 시간이 걸리더군요. 하루 3분 투자로 의사가 필요 없는 100세 시대를 맞이하는 건 어떻습니까?

오한진 • 비에비스 나무병원 갱년기 · 노화방지 클리닉센터장

★★ 감수의 글 ★★

　데이빗 B. 에이거스의 《나를 살리는 건강 습관 65》의 감수 의뢰를 받고, 또 그렇고 그런 건강관련 서적이겠거니 하면서 무심코 페이지를 넘겨보았다. 앗, 그런데 점점 흥분이 되었다. 아니 어찌 내가 평소 생각했던 것들이 이 책에 그대로 있을까? 바로 내가 쓰고 싶었던 책이 아닌가! 가장 마음에 드는 것은 저자가 의학의 기본을 제일로 여기고, 특히 근거를 위주로 그런 기본에 추호도 양보가 없는 필지였다. 또 무리한 지식이나 어려운 이론을 열거하지 않고 우리의 일상, 즉 라이프스타일을 편하게 다루었다는 것이 인상적이었다.

　본인이 2년 전 국민건강지식센터를 구성하며 첫째로 두었던 것이 건강지식의 정확성과 신뢰성이었다. 우리는 매일같이 쏟아지는 건강지식의 홍수에 휩쓸리고 있다. 더욱이 미디어에서 흥미 위주로 책임감 없이 웃기면서 놀라는 척하면서 전하는 무분별한 의학상식, 지식, 시술, 약제, 식품 등에 대한 정보들을 듣고 보고 있자면 그야말로 돌아버릴 지경이다. 가장 상식적이고 가장 원칙적인 것이 결국은 정답이다. 갖은 치장과 꼼수와 유혹은 우리 모두를 어지럽게 할 뿐이다.

또 저자가 서론에서 제시한 건강의 경제적 부담에 대한 부분도 본인의 생각과 아주 일치한다. 이제 우리나라도 조만간 초고령화 사회가 될 것이다. 경제력을 가진 인구가 상대적으로 줄어드는 것이다. 나이가 60이 넘어가면 평생 들어가는 의료비의 3분의 1이상을 후반기에 다 쓴다고 한다. 하지만 이제 개인이 질병을 감당하기에는 의료비, 간병비 등이 너무나 부담이 될 수밖에 없다. 노령화되면 연금도 자연히 줄어들 수밖에 없다. 당연히 국가가 건강과 복지를 지켜줄 수밖에 없다. 그렇지만 다른 나라를 돌아보자. 특히 돈이 많은 선진국을 보자. 개인이 내는 세금이 우리나라의 2배 이상이지만, 이런 나라도 재정이 부족해 허덕인다.

그러니 개인이 자신의 건강을 지켜야 한다. 어찌하거나 스스로 건강을 지키고, 병에 걸리는 일을 최소화해야 한다. 스스로 행복을 가꾸어야 한다. 이런 고민들에 대한 해답이 바로 이 책에 있다. 대부분의 열거한 규칙들이 본인의 생각과 일치하지만, 설사 차이가 있더라도 우선순위 정도이다.

마지막으로 저자의 생각에 본인이 추가하고 싶은 것은 간단하다. 책의 내용들을 반드시 지켜야 할 규칙처럼 여겨서는 실행하기가 어렵다는 것이다. 오히려 문화화 해야 한다는 것이 필자와 필자가 몸담고 있는 서울대 국민건강지식센터가 추구하는 바이다. 예를 들면 이렇다. 담배를 피우면 폐암에 걸린다고 말하는 것보다, 담배를 필 수 없게끔 강요하는 규칙보다 더 중요한 것이 담배를 피지 못하는 문화나 환경을 만드는 것이다. 우리 사회가 담배를 피기 어려운 환경, 당연히 타인을 배려해 금연을 하게 하는 문화를 만들어가는 것이다.

  누구나 아침에 양치질을 한다. 일본인들에게 목욕은 때를 미는 것이 아니라 하나의 관습이자 도이다. 이 책에서 열거한 규칙들이 자연스럽게 관습이 되고, 누구나 소중하게 생각하는 공동의 가치가 된다면 사회 전체가 건강해질 것이다. 서울대 국민건강지식센터도 저자의 규칙들을 더욱 깊이 음미하고 검토하며 문화화 해서 그 가치를 더할 것이다.

서울대학교 의과대학 국민건강지식센터 소장,
서울대학교병원 암병원장 노동영

프롤로그

　나는 매주 적어도 두 번씩 암과 싸우고 있는 환자에게 이젠 더 이상 할 수 있는 조치가 없다고 이야기한다. 상황은 종료되었고, 대개는 종말이 다가오고 있다. 의사가 된 지 많은 시간이 지났지만 이런 오장육부를 헤집어놓는 아픈 대화에는 도무지 익숙해지지 못했다. 그럼에도 불구하고 내가 수락한 임무라 어쩔 수 없이 그렇게 이야기한다. 몇몇 개의 두드러진 예외가 없는 것은 아니지만, 암을 치료하는 문제에서 우리의 능력이 50년 전에 비해서 조금도 나아지지 않았다는 사실은 정말 사람을 환장하게 한다. 아니 그보다 더욱 분노가 치밀어오를 수밖에 없는 게 무엇인지 아는가? 내 환자들 가운데 상당수는 그저 약간의 정보만 일찍 알고 다르게 살았더라면, 암처럼 인생을 송두리째 바꾸어버리는 질병에 걸리지 않을 수 있었다는 것이다. 그런 것들 때문에 환자에게 더 이상 할 수 있는 것이 없다는 대화를 할 때면 한층 더 부아가 난다. 자신 있게 말할 수 있다. 사람들이 일찌감치 몇 가지 건강습관을 몸에 배게 하고, 질병에 이르는 습관들을 피해야 한다. 그러기만 했더라면 오늘날 우리가 목격하는 거의 대부분의 질병, 암은 말할 것도 없거니와 심장이나 신장병, 뇌졸중, 비만, 당뇨, 자가면역 질환 등은 오랫동안 나타나지 않았거나 완전히 예방될 수 있었을 것이다.

암뿐만이 아니라 시간을 두고 악화되는 특징이 있는 다른 모든 질병과 싸우는 가장 좋은 방법은 미리 예방하는 것이다. 해마다 사망하는 미국인의 70%가량은 바로 앞에서 열거했던 만성질환으로 인해 죽는 경우다. 특히 심장질환, 암, 그리고 뇌졸중이 매년 전체 사망자수의 50% 이상을 차지하고 있다. 지금 이 순간에도 우리 가운데 절반은 이런저런 만성질환을 안고서 살아가고 있다.

그러나 예방이란 원래 그리 쉽사리 받아들여지지 않는 개념이다. 잠시 생각해보라. 당신은 지금부터 20년, 30년, 40년 후의 자신의 모습을 볼 수 있는가? 우리는 나중에 그 대가를 치르게 될지언정 오늘 당장 우리가 선택한 방식대로 살고 싶어 한다. 나 또한 내 환자들이 날마다 그런 식으로 대가를 치르는 모습을 보고 있다. 그들의 눈을 들여다보면 다 보인다.

내 직업이 필요 없게 된다면 그보다 더 좋은 일이 어디 있겠는가! 상상해보라, 우리 인간이 모두 다 늙어서 자연스럽게 죽는 세상을! 수천 km의 주행기록을 가진 낡은 자동차처럼 우리의 육신이 그렇게 끝을 내는 세상 말이다. 어느 날 더 이상 시동이 걸리지 않고 그 어떤 것으로도 다시 부활시킬 수 없게 되는 것이다. 사실 미국의 경우 사망진단서에다 사망의 원인을 '고령'이라고 적어 넣을 수 있었던 마지막 해가 1951년이었다. 그 이후로는 특정의 질병이나 부상 혹은 합병증의 이름을 기재해야만 한다.

하이테크의 세상에서 살면서 건강하게 사는 법에 관하여 방대한 지식을 얼마든지 쉽게 얻을 수 있음에도 불구하고, 전 세계적으로 얼마든지 예방할 수 있는 비전염성 질병 때문에 죽어가는 사람이 다른 원인으로 죽는 사람들을 합친 것보다 더 많다고 하니, 참으로 놀랍지 않은가. 99세의 쟁쟁한 나이에 잠든 채로 평화롭게 죽었다는 그 누군가의 이야기는 이제 거의 들을 수도 없다. 그보다는 견딜 수 없는 고통으로 기나긴 '전투'를 치르다가 끝내는 숨을 거두었다는 사람들의 이야기만 무성하다.

언론들이 건강을 위한 팁을 사탕과자 나눠주듯 쉽사리 제공해주는 이 정보의 시대 속에서, 건강하게 산다는 과제는 오히려 복잡해졌을 따름이다. 그냥 이 한 가지만 생각해보라. "무엇이 나의 건강에 좋고 무엇이 나쁜가?" 이러한 진리를 찾기 위해 당신이 얼마나 직접 헤매고 다니는지 말이다. 어떻게 살아야 하는지를 말해주는 전문가들한테 의존하는 모습은 흔히 볼 수 있다. 과학계가 막 발표한 조사 결과에 관한 새로운 보도, 이러저런 이론을 추켜세우는 베스트셀러 도서들, 정부의 권고 사항들, 어떤 브랜드가 좋다는 주장들, 그리고 나 같은 의사들까지. 하지만 이런 충고는 정말 흔하디흔해서 보통은 갈등만 일으킨다. 종합비타민이 암을 예방하는 데 효과가 있다는 새로운 연구결과가 언론을 뜨겁게 달군다고 해서 개인이 어떻게 하겠는가? 바로 다음날 다른 언론에는 종합비타민이 오히려 발암의 위험성을 높이며 심장의 건강에도 전혀 도움이 안 된다고 나오는 판국인데! 그뿐인가? 아픈 데 소금 뿌리는 격으로, 그런 비타민을 만드는 회사에서 항암 약품까지 동시에 제조한다는 소식까지 있으니!

나의 첫 번째 책인 《질병의 종말(The End of Illness)》을 집필하고 있을 때, 내 목적은 아주 단순했다. 암과의 전쟁이라는 절벽 끝자락에 나가 일하면서 배운 것들을 널리 공유하자는 뜻이었다. 그 절벽은 인간의 수명을 연장하기 위한 혁신을 찾아내리라는 희망을 붙들고 의학에서 위험을 무릅쓰는 곳이었다. 지난 50년 동안 암 환자의 사망 비율은 극적으로 변하지 않았지만, 다른 질병들과의 싸움은 그런 병을 치료하거나 뿌리 뽑을 수 있게 만드는 단일한 발견에 의지하여 발전해왔다. 심혈관계 질환과 뇌졸중을 예방하기 위한 스타틴(statin, 고지혈증약) 사용, 박테리아로 인한 전염병에 대항하기 위한 항생제 복용, 특별한 바이러스에 대처하고 그로부터 인체를 보호하는 목적의 항바이러스 약제 및 백신 사용 등을 그 예로 들 수 있다. 흡연이나 올바르지 못한 식생활 혹은 과식과 같은 습관적 요소에 의해서 야기되는 위험에 대해 경각심이 높아지는 것도 그 일례다. 이와 같은 몇 가지 개별적인 개선을 제외해놓고 보면, 우리는 어째서 단 하나의 원인으로만 돌릴 수 없는 만성 퇴행적 질병을 좀 더 잘 치료하거나 극복하지 못하고 있는 걸까?

지난 수십 년 동안 우리는 인간의 몸과 그 잠재적인 문제점들을 단 하나의 한정된 원인으로만 편협하게 이해하려고 애써왔다. 즉 돌연변이, 세균, 결핍, 혹은 혈구나 혈당 수치 혹은 중성 지방 수치 같은 한 가지 숫자의 탓으로 돌리려 했다는 얘기다. 그러나 이런 경향은 우리가 우리 몸을 어떻게 잘 간수하느냐의 문제 뿐 아니라 질병을 치료하거나 어떤 경우에는 완치시킬 수 있는 차세대 신약을 어떻게 만들어낼 수 있느냐 하는 관점으로부터 우리들을 멀리 벗어나게 만들었다.

건강 장수를 위한 가이드인 이 책의 근간이 되어준 나의 전작 《질병의 종말》은 원래 "건강이란 무엇인가?"라는 타이틀로 저술되었다. 그 제목은 지금 이 순간까지도 나와 나의 동료들을 괴롭히는 질문이다. 정녕 건강이란 무엇일까? 나는 그 답을 알지 못한다. 물론 여러 가지 다양한 방법으로 건강을 측정해보는 노력은 기울일 수 있다. 예컨대 몸무게, 콜레스테롤, 혈당, 혈구의 수치, 얼마나 건강해 보이는가, 얼마나 잠을 잘 자는가 등을 측정함으로써 말이다. 그렇지만 그런 것들은 우리의 전반적인 건강 상태라든가 앞으로 우리가 몇 년, 혹은 며칠을 더 살 수 있는지에 대해서는 별로 많은 것을 알려주지 못한다.

바로 이 점 때문에 나는 사람들에게서 이제부터 전체적인 건강을 여러 가지 프로세스가 얽혀 있는 복잡한 네트워크로 바라보아야 한다고 촉구하는 동기를 얻게 되었다. 그건 단 하나의 통로 혹은 초점만 들여다본다고 해서 설명될 수 없다고 말이다. 어떤 질병을 이해하겠다고 안간힘을 쓴다고 해서 반드시 도움이 되지 않으며, 그저 일단은 질병을 컨트롤해야 하는 경우도 상당히 많다. 마치 항공관제사가 비행기 조종법을 정확히 알지 못하지만 비행기들을 훌륭하게 통제하는 것과 꼭 마찬가지다. 건강에 관한 이처럼 혁명적인 관점이야말로 미래의 해결책, 나아가 미래의 완치 방법으로 나아가는 문을 열어줄 수 있다.

그런데 나는 내가 쓴 책의 내용을 토론하고 독자들의 질문에 응답하기 시작하고서야 비로소 인간의 건강이라는 주제를 둘러싼 어려움을 충분하게 파악할 수 있었다고 생각한다. 순식간에 나는 다음의 질문들을 받았다. "책을 쓰게 된 진짜 동기가 무엇이었습니까?" "어째서 특정 처방약품을 선전하는 거죠?" "돈깨나 있는 사람들만 치료하는 의사께서 건강보험조차 제대로 누리기 힘든 보통 사람들한테 무슨 가치 있는 충고를 해줄 수 있단 말입니까?" 지금 당장은 이 마지막 질문부터 처리하겠다. 이 책에서 내가 제공하는 '처방'의 거의 대부분은 올바른 구두를 신는 것(규칙 59)이라든지, 매일 같은 시각에 점심 식사를 하는 것(규칙 3)처럼 놀라우리만치 간단하기 짝이 없는 것들이니까 말이다. 날마다 정해진 스케줄을 따르고 지킨다든지 좀 더 많이 걸어 다니는 것(규칙 16)에 도대체 얼마나 많은 돈이 들겠는가? 달리 말하자면 당신이 복용하고 있는 비타민과 식품보충제를 끊으면(규칙 62) 얼마나 많은 돈을 절약할 수 있을까? 신선한 채소가 우리 생각만큼 그렇게 신선하지 않아서(규칙 5) 냉동채소를 사는 편이 더 낫다는 사실을 일단 깨닫게 되면 얼마나 사는 게

프롤로그

더 수월해질까? 그리고 설사 내가 DNA 스크리닝 검사(선별검사) 처럼 돈이 좀 드는 방법을 추천한다손 치더라도, 거기엔 완전히 무료는 아니지만 훨씬 저렴한 대안이 있게 마련이고 그런 대안은 훨씬 더 유익하고 쓸모 있는 것일 수도 있다.

2012년 가을에 나는 〈닥터 오즈 쇼(Dr. Oz Show, 컬럼비아대학교의 터키계 미국인 교수 메멧 오즈가 진행하는 종합 건강 관련 인기 토크쇼)〉에 출연했는데, 이때 사람들은 나를 미국에서 가장 논란의 소지가 많은 의사라고 불렀다. 하지만 사실 나는 정반대로 생각한다. 나는 올바로 통제가 이루어지는 임상실험으로 뒷받침되지 않는 것, 엄격한 과학적 방법에 부응하지 않은 것이라면 절대 지지하지 않으니까 말이다. 그런 점에서 보면 나는 미국에서 가장 보수적인 의사에 속한다.

사람들은 어떤 것들에 공격적이라든지 혹은 반대로 '메인스트림(대세)'이라는 딱지를 붙이는 경향이 있다. 아스피린이나 스타틴을 매일 복용하는 것은 공격적이라고 간주하면서, 비타민을 복용하는 것은 메인스트림이라고 생각하는 사람들이 많다. 그러나 자료를 연구해보면 전혀 다른 내용이 나온다. 아스피린과 스타틴은 사망의 위험성, 즉 과학자들이 총사망율이라 부르는 것을 크게 줄여주며, 반대로 비타민과 식품보충제는 암을 포함한 여러 가지 질병에 걸릴 위험성을 높일 수 있다는 것이다. 의사가 어떤 약을 복용하라고 강요하는 걸 들을 때 환자가 의심하는 것, 즉 금전적인 보상이나 인센티브가 개입되어 있는 게 틀림없다는 생각을 나는 이해할 수 있다.

분명히 말해둔다. 나는 그 어떤 제약회사와도 일체 재정적인 관련이 없다. 과거에 제약회사의 여러 매니지먼트 팀을 상대로 강의를 해주고 대가를 받은 적은 있지만, 어떤 약품의 마케팅에 관계된 적은 단 한 번도 없었다. 만약 내가 어떤 약품이나 특별한 종류의 약을 제안한다면, 그것은 훌륭하고 제대로 문서로 기록된 이유가 있기 때문이며, 그런 약들이 긍정적인 효과를 나타낸 것으로 드러났기 때문이다.

나는 논란을 불러일으킨다든지 사람들로 하여금 질문을 던지게 만드는 것은 개의치 않는다. 음식물과 건강을 위한 소비 규모를 합하면 미국 경제의 30% 이상을 차지한다. 그런데도 정치인들과 민간 지도자들은 이 중요한 이슈들을 논의하는 법이 없다. 그들이 헬스케어(의료 서비스) 개혁에 드는 돈을 어떻게 조달할 것인가에 대해선 설왕설래할지 모른다. 하지만 그 개혁의 내용에 좀 더 많은 관심을 기울여주면 안 되겠는가? 그들의 정치적·제도적 논의가 어떻게 하면 헬스케어에 대한 수요를 줄일 것인가가 아니라, 헬스케어를 위한 재원을 어떻게 마련할 것인가에 붙들려 꼼짝달싹 못하는 것을 생각하면 정말 기절초풍할 노릇이다.

내가 이 책을 쓰게 된 동기 중의 하나는 바로 헬스케어의 소비자인 여러분들을(여러분 개개인부터) 변화의 인자로 만들자는 생각이었다. 만일 우리가 헬스케어에 대한 전반적인 수요를 줄이는 데 각자 공헌한다면, 우리 한 사람 한 사람이 변화를 가져올 수 있잖은가. 그렇게 되면 결과는 경제학원론(Econ 101)의 근본 법칙을 따라가게 될 것이다. 즉 우리가 건강하고 튼튼한 삶을 살기 시작하면 헬스케어가 그리 필요하지 않게 되고, 그 결과 수요는 감소하고 비용은 절감되는 효과가 생긴다. 아주 간단한 원리다.

그밖에 이 책을 쓰고자 했던 주된 이유는 너무도 자명하다. 앞에서 언급한 법칙이 가능한 한 많은 사람들에게 영향을 미치기를 원했기 때문이다. 《질병의 종말》이 출간된 다음, 나의 건강 규칙을 처방전의 리스트처럼 간명하게 정리해서 항상 곁에 두고 참조할 수 있도록 해달라는 부탁을 하는 사람들이 아주 많았다. 말하자면 그들은 커닝 페이퍼 같은 걸 원했던 것이다. 앞서 펴낸 책에서 나는 모든 증거를 하나씩 검토하느라 상당히 많은 시간을 소모했지만, 여기서는 그렇게 하지 않을 작정이다. 의학 용어라든가 미사여구를 사용해서 내 생각을 전달하는 일도 없을 것이다. 이 책의 내용은 더할 나위 없이 순수하고 직접적이다. 이론, 연구조사, 역사, 과학 따위를 들먹거리는 대신 여러분이 매일 살아가면서 따를 수 있는 기본적인 관행 또는 습관을 다루게 될 것이다. 또 딱딱한 지시사항을 전하려는 의도로 적은 내용도 전혀 없을 것이다. 내가 여기서 제시하는 모든 규칙 가운데 가장 중요한 것은 바로 "나한테 가장 잘 어울리는 것을 내가 직접 찾아내야 한다"는 것이다. 이 책에 나오는 65가지 규칙은 각각 한두 개의 문단으로 설명된다. 하지만 더 이상 세세하게 설명하는 것이 필요 없는 것도 더러 있으니 (규칙 29 스마일!) 여러분들은 그냥 곧이곧대로 받아들여주기를 바란다.

결국 나의 목표는 **건강하기 위해서는 어떻게 살아야 하는가를 이**

해할 때 여러분이 혼란스러워하는 것을 줄이자는 것이요, 여러분의 연령대가 어떻든 더할 나위 없이 날아갈 듯 즐거운 기분을 느끼게 해주자는 것이다. 앞서 출간된 책에서도 말해왔다.

나는 무슨 끔찍하게도 힘들고 까다로운 것을 권하는 게 아니다. 난 당신들에게 이렇게 혹은 저렇게 살라고 말할 생각은 추호도 없고, 당신이 저녁식사로 무엇을 먹어야 하는가도 전혀 내 관심사가 아니다. 또 여기서 당신에게 무슨 진단을 내리려는 것도 아니다. 대신에 나는 자신의 몸과 건강의 미래를 컨트롤할 수 있는 힘을 당신에게 실어주고 싶다. 여기서 내가 제안하는 것들은 라이프스타일 알고리즘lifestyle algorithm, 그러니까 수많은 라이프스타일의 선택 가능성을 신중하게 생각하기 위한 정신적인 도구에 가깝다. 그런 선택은 우리의 가치관과 개개인의 윤리강령 혹은 행동강령에 의해서 단련되어야 할 것이다. "건강이란 무엇인가?"라는 질문에 대한 대답은 단 하나가 될 수 없기 때문에, 이 여러 가지 가이드라인은 그것을 실천하는 사람의 숫자만큼이나 다양한 '건강 스타일'을 만들어낼 것이다.

나의 목표는 여러분이 각자의 건강을 최대한 활용하도록 돕는 것이다. 지금 당장 여러분이 어떤 질병과 싸우고 있건 그렇지 않건 마찬가지다. 난 여러분이 건강이란 것을 어떻게 이해하고 있는지 한번쯤 곰곰 생각해보라고 격려해주고 싶으며, 건강을 바라보는 관점에 생기는 변화에 여러분의 마음을 활짝 열어두라고 격려해주고 싶다. 그런 변화는 여러분의 삶을 획기적으로 개선시켜줄 수 있기 때문이다.

날이면 날마다 미디어에서 쏟아지는 엄청난 양의 충고에도 불구하고 건강한 삶을 산다는 것이 무슨 의미인지를 간단하게 상기시켜줄 필요가 있다는 사실은, 우리가 얼마나 건강을 혼동하고 있는지 보여주는 또렷한 신호다. 나는 여러분이 이 책을 읽음으로써 근대 과학과 의학의 이점을 활용하는 데 꼭 필요한 지식을 얻을 뿐만 아니라, 좋은 것과 미심쩍은 것을 확실히 구분해서 스스로 최선의 의사결정을 하는 지혜도 함께 얻기를 바랄 따름이다. 덧붙여 나는 여러분의 미래가 선택의 힘에 의해서 결정되기를 바라며, 아울러 필요할 때는 그 힘이 병의 치유에 이르는 길로 여러분을 인도하기를 바란다. 오로지 여러분 자신만이 질병의 종말을 가져올 수 있다.

이 책은 크게 3부로 나누어진다. 그 첫째인 '건강하게 살려면 해야 할 일들'은 바로 여러분의 건강 왕국을 스스로 설계할 수 있도록 만들어주는 일들, 그 목록을 제공한다. 제2부 '아프지 않으려면 피해야 할 일들'은 여러분의 건강을 해칠 수 있으므로 피해야 하는 것들에 관해 내가 만든 규칙들을 나열한다. 그중에는 미디어의 과장 광고나 보도에 희생양이 되지 말라든가, 의료기록을 비축해서 숨겨놓지 말라든가 하는 몇 가지는 누가 봐도 지극히 당연한 것도 있다. 나는 여러분이 과장된 것과 유용

한 것을 가려내는 방법을 배우고, 의료기록을 세상과 공유함으로써 혜택을 볼 수 있는 길을 찾아내도록 도울 것이다. '들어서 나쁠 것 없는 의사의 지시사항' 제목이 붙은 제3부는 여러분이 20대냐, 30대냐, 40대냐에 따라 하나의 계획을 만들어냄으로써 내가 권장하는 사항들을 더욱 더 노골적인 것으로 만들어준다. 이거야말로 여러분을 위한 진짜 커닝 페이퍼, 즉 여러분이 특정한 나이에 도달했을 때 주의해야 할 항목들을 중요한 데마다 방점을 찍어서 보여주는 리스트다. 이 책의 구조와 콘텐츠가 지닌 특성 때문에 몇몇 아이디어는 반복해서 나타나기도 하고, 서로 다른 두 개의 규칙이 동일한 결과로 이어질 수도 있을 것이다. 이런 원칙들을 좀 상이한 방식으로 제시한다면 좀 더 기억하기 쉽지 않을까 하는 것이 나의 바람이다. 그러니 즐거운 마음으로 읽기 바란다. 여기 나오는 규칙들 가운데 몇 가지는 마음에 깊이 각인되어 여러분의 삶을 좀 더 풍요롭게 만들어주리라고 확신한다.

자, 그럼 이제 본격적으로 시작하기 전에 우선 중요한 기본 원칙 몇 가지를 여러분에게 제시하겠다.

기본 원칙 하나

건강 정보는 움직이는 표적이다. 오늘 권했던 사항은 내일 변할 수도 있다. 하지만 질병에 걸릴 위험성을 줄여주는 최선의 관습을 설득력 있게 보여주는 데이터를 기반으로 할 때, 지금으로서는 다음의 규칙들이 가장 적절하다. 물론 여러분은 내 생각들을 반박하는 개별적인 단일 연구결과를 찾을 수도 있겠지만, 과학은 그런 식으로 움직이는 게 아니다. 과학자들이 어떤 주제를 파고들 때면, 자신의 견해를 지지하는 동떨어진 연구결과에 의존할 수는 없기 때문이다. 그보다는 그 주제와 관련된 모든 연구를 고려하고 각각의 결과를 검토해봐야 한다. 메타분석meta-analysis이 노리는 게 바로 이것이다. 따라서 내가 내린 모든 처방은 하나도 예외 없이 이와 같은 황금률을 충족시키는 연구결과에 뿌리를 내리고 있다. 앞으로도 항상 그러할 것이다. 만약 과학이 이미 확립된 '진리'를 뒤집어엎거나 보편적으로 받아들여졌던 사실을 180도 돌려놓는 날이 온다면, 그럴 땐 나도 들뜬 마음과 단호한 결심으로 새로운 관점을 환영하고 내 나름의 새로운 규칙을 제시할 것이다.

✌️ 기본 원칙 둘

이 책에 담긴 규칙들은, 특히 처방 의약에 관한 것이라면 포괄적인 권장 사항으로서 의도된 것이 아니다. 중요한 점은 그런 권장 사항을 의사나 가족들과 논의하는 것, 그리고 여러분 자신의 내면적인 핵심 가치관을 고려하는 것이다. 자, 그러니 차분히 앉아서 생각하고 본인이 결정한 인생행로의 새로운 방향을 충분히 토론할 시간을 갖자. 동시에 건강이란 끊임없이 변한다는 사실(기본 원칙 하나)도 염두에 두자. 나이가 들어가면서 변화에 적응해야 한다는 얘기다. 의학계에서 흔히 쓰는 표현을 빌자면, 인간은 '창발적_{創發的}인 시스템emergent systems'이다. 쉽게 말해서 끊임없이 변하고, 발전하고, 진화한다는 뜻이다. **인간의 몸은 믿을 수 없으리만치 자동조절이 가능한 기계다.** 그래서 몸의 건강을 지탱하고 최적의 건강을 이룩하려고 일부러 많은 노력을 기울일 필요가 없다. 예를 들어서 지난 한 시간 동안 여러분의 몸은 여러분이 굳이 생각할 필요조차 없는 가운데, 약 10억 개의 세포가 새 것으로 교체되었다.

기본 원칙 셋

여러분의 몸은 여러분의 책임이다. 이 책은 여러분들을 도와 자기 내면을 성찰할 때와 질문을 던져야 할 때를 구분해 알 수 있도록 하는 매뉴얼로서 집필되었다. 설사 내가 제안하는 것들 중에서 여러분의 기분을 상하게 만들거나 여러분이 딱 잘라서 거절하게 되는 것이 있더라도, 그냥 읽어나가기 바란다. 내가 전하고자 하는 메시지의 핵심은, 여러분이 여러분 자신과 또는 여러분의 의사와 건설적인 대화를 나눌 줄 아는 것이 중요하다는 점이다. 아울러 오늘 여러분이 하는 일들이 여러분의 내일에 어떤 영향을 미치는지에 대하여 경각심을 일깨워주는 것도 또 하나의 핵심이다. 혹시 어떤 규칙이 불편하게 느껴진다면, 그 어떤 규칙도 완벽하지는 않다는 점을 명심하기 바란다. 따라서 그런 규칙을 그냥 무시하지 말고 좀 더 나은 연구를, 나아가서 좀 더 나은 기술을 찾아보시라. 우리는 항상 진보를 위해 밀고나가야 하니까. 여기서 얼른 한 가지 예를 들어보자. 아스피린을 하나의 특효약, 혹은 영약으로 추켜세우는 사람들도 있겠지만(제22 규칙), 그것 역시 출혈이나 배탈 같은 부작용을 일으킨다는 점에서 여전히 결함이 있는 것이다. 우리는 왜 국립보건원이 좀 더 나은 아스피린을 만들어서 잠재적인 부작용 없이도 그 기적적인 혜택을 누릴 수 있게끔 넉넉한 금액의 투자를 하지 않는 것인지 의문을 제기해야 한다.

마지막으로 한 가지 고백할 게 있다. 마이클 폴란Michael Pollan은 자신의 베스트셀러 《마이클 폴란의 행복한 밥상(In Defense of Food: An Eater's Manifesto)》에 영감을 느낀 나머지 후에 《푸드 룰Food Rules》이란 책을 썼는데, 나는 이 작품에 너무나 감동을 받아서 이 책의 모델로 삼았다. 나는 음식물이란 이슈를 바라보는 폴란의 견해를 깊이 존중하고 또 그가 여러 가지 사실을 탁월하게 설명해주기 때문에, 전에 나왔던 내 책《질병의 종말》에서도 그의 말을 몇 차례 인용했다. 따라서 《푸드 룰》이 지혜로운 식습관에 관해 간결하고도 머리에 쏙쏙 들어오는 일련의 규칙을 제시하는 것과 마찬가지로, 《나를 살리는 건강습관 65》 역시 지혜롭게 살아가는 일련의 규칙을 제안한다. 여기에는 식습관과 음식물 구매에 관한 규칙도 몇 가지 포함되겠지만, 그 외에 건강에 영향을 미치는 다른 모든 요소들도 다룰 것이다. 나는 이 책 내용을 가능한 한 짤막하고 달콤하게 유지하려고 최선을 다했으며, 그러면서도 동시에 건강 장수를 위한 레시피를 여러분에게 선사하겠다는 나의 약속도 잊지 않았다.

의학박사 데이빗 B. 에이거스

PART 1

건강하게 살려면
해야 할 일들

규칙 1

귀 기울이고, 관찰하고, 느껴라!
그리고 내 몸의 특색을
기록하라

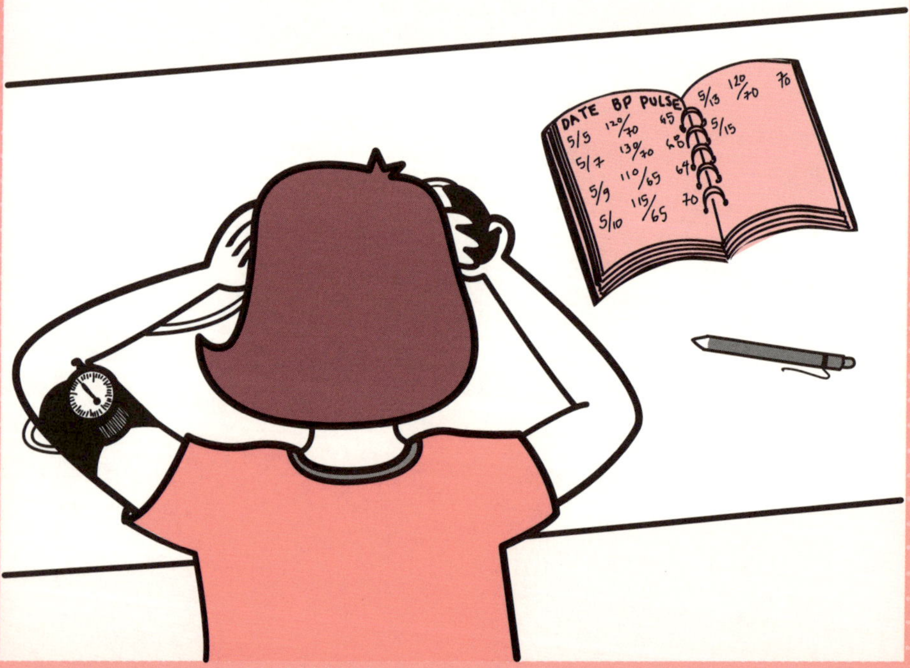

요즘엔 혈압이나 심장이 1분에 뛰는 횟수(심박수)를 아는 것이 공중전화기 찾기보다 훨씬 더 수월하다. 만약 나에게 다른 모든 규칙에 앞서 딱 한 가지 규칙을 내세우라고 한다면, 그건 바로 이 규칙이 될 것이다. "너 자신을 알라." 나는 여러분에게 자기 몸의 여러 가지 특색, 특징, 활력 징후(vital signs), 그리고 비교적 얻기 쉬운 건강의 다른 변수들을 상세히 체크하라는 지시를 내린다. 그럼으로써 '해야 할 일'이라는 기다란 리스트를 시작하려고 한다. 자, 우선 귀 기울이고, 관찰하고, 느낀다는 개념부터 또렷이 이해하도록 하자. 물론 여기서는 지금 바로 쓸 수 있는 도구라든지 동네 약국에서 금세 얻을 수 있는 도구를 이용하면 되는 측정, 혹은 하드웨어가 전혀 필요 없는 측정, 그냥 여러분의 생각과 감각만으로도 가능한 측정을 목표로 한다. '전반적으로 내 느낌이 어떤가' '잠은 얼마나 푹 잘 자는가' '쑤시고 아픈 데는 없는가' '어떤 행동이나 음식물이 내 몸을 자극하는 것 같은가' 등에 관한 기록부터 챙기자. 종종 이런 질문을 던지는 사람들이 얼마나 많은지 모른다. '나는 건강하다는 느낌이 드는가?' '아침에 잠을 깬 다음 침대에서 기어 나오기가 어려운가?' '몸이 찌뿌듯하다고 느끼는 때와 반대로 날아갈 듯 상쾌하다고 느끼는 때에는 어떤 패턴이 있는가?' 귀 기울여 듣기만 해도 내 몸의 별난 기벽과 그 리듬의 신비로운 암호를 풀어내는 게 얼마나 간단하고 쉬울 수 있는지, 여러분은 깜짝 놀랄 것이다!

좀 더 깊이 알고 싶다면, 3개월에 걸쳐서 이런 정보를 하루도 빼지 않고 기록해 여러분의 몸이 어떤 신호를 보내는지 그 단서를 포착해야 할 것이다. 하루 중의 어떤 시각, 혈압, 맥박, 당시의 정황(막 아침식사를 끝냈다든지, 잠을 깼더니 왠지 불안스럽다든지, 텔레비전 앞에 느긋하게 앉아 있다든지, 혹은 편지함 속에 나쁜 소식이 도착해 있다든지) 등등. 그리고 다른 시각으로 스스로 검사를 실행해보자. 그러면 예컨대 혈압이 높거나 기분이 침체되어 있는 때가 언제인지를 알게 되니까 말이다. 그런 다음 이러한 관행을 바람직하기로는 두어 달에 한 번씩, 적어도 일 년 내내 반복함으로써 이런저런 변화를 감지하게 되는 것이다. 병원을 찾아가 의사와 마주 앉을 때까지 기다리지 말라. 그렇게 되는 건 대부분 희귀한 일이다. 그렇지만 다음 번 의사와 약속이 잡히면 그땐 여러분의 개인 건강 일지를 들고 가서 거기에 담긴 정보를 공유하라. 혈압을 측정할 수 있는 기기는 대부분 약국에서 구입하거나 얻어 쓸 수 있다. 그뿐 아니라 스마트폰 앱으로 다운로드받을 수 있는 의료기기도 더러 있다(규칙 2 참조).

나는 소위 맞춤형 의료personalized medicine 또는 개별화 의료라고 부르는 것을 진심으로 신봉하는 사람이다. 맞춤형이란 여러분의 생리적 정보, 유전적 정보, 가치관, 개인적인 환경 등을 기반으로 각자에게 필요한 헬스케어를 제공한다는 의미다. 의료라는 것은 결국 질병의 치료와 예방 조치를 개개인에 맞추어, 관련 기술을 보유한 곳에서 이루어지는 것이다. 이는 마치 재봉사가 손님의 체격에 맞추어 의복을 재단하는 것과 마찬가지다. 그러나 이 모든 것은 바로 여러분 자신에서 시작된다. 여러분이 자신의 독특한 몸을 자세히 들여다보기 전에는 결코 맞춤형 의료의 혜택을 누릴 수 없을 것이다.

석 달 동안 집중적으로 초보자 일지를 작성 완료한 다음에 두어 달마다 정기적으로 개인적인 검사를 할 때, 스스로에게 물어야 할 질문들을 다음과 같이 리스트로 정리해보았다.

- 나의 전반적인 에너지 수준은 어디쯤일가?
- 기록해두어야 할 비정상적인 것은 없는가(피부, 모발, 감각, 호흡, 식욕, 소화 등)?
- 만성적인 질환을 겪고 있지 않은가?
- 내가 느끼는 스트레스 수준을 1에서 10까지로 표현한다면 어느 정도인가?
- 나는 행복한가?
- 내 삶에서 바꾸고 싶은 것은?
- 내 몸무게는 어느 정도(일주일이나 2주일마다 한 번씩 몸무게를 측정하는 것을 목표로 삼을 것)인가?

물론 이 질문들은 첫날부터 던져야 한다. 그리고 솔직하게 답하자.

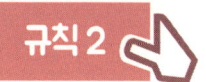

스스로를 측정하라

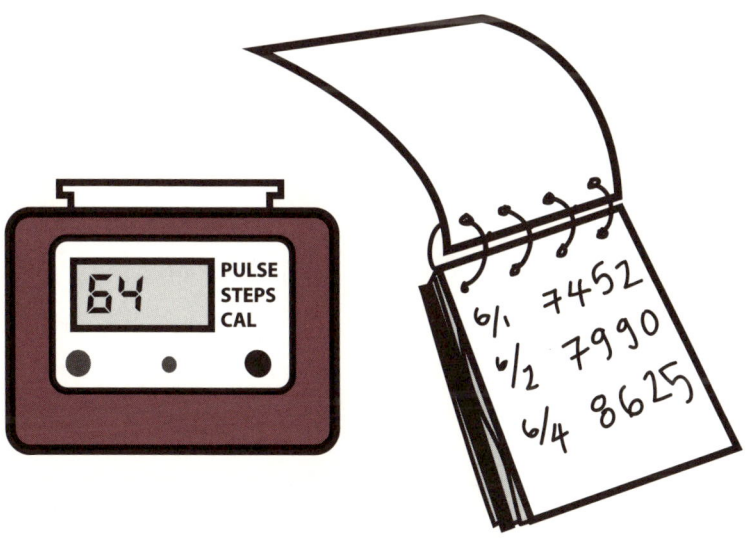

건강과 행복을 추적하는 데 도움을 주는 이런저런 새로운 도구나 앱이 출시된다는 보도를 매일 접하게 된다. 최근에 헤아려 본 바로는 시장에 나와 있는 자가 데이터 산출, 즉 셀프-트래킹self-tracking 애플리케이션이 7천 개 이상이나 되고, 셀프-트래킹 기기 시장 또한 폭발적으로 늘고 있다.

　오늘은 스텝퍼를 몇 번이나 했는가? 지난밤에는 꿈결 같은 렘수면REM sleep을 얼마나 오래 누렸는가? 점심 식사는 얼마나 빨리 했는가? 맥박은 얼마인가? 나는 몇 칼로리를 소모하고 있을까? 나의 혈중산소농도는 어느 수준인가? 내 혈중산소치는? 내 뇌의 야간 전기적 활성도는 어느 정도인가? 나는 얼마나 스트레스를 받고 있는가? 어떤 감정들을 느끼고 있는가? 여러분이 적절한 기기를 갖고 있다면 이 질문에 모두 답을 할 수 있다(설사 디지털 리더기가 없다고 하더라도 여러분이 느끼는 스트레스 수준이나 감정쯤은 어느 정도 정확하게 추측할 수 있기를 바란다).

　여러분이 정말 규칙 1을 최대한으로 확장해보고자 한다면, 훌륭한 기기들을 이용해서 스스로를 측정보는 것이 좋을 것이다.

2007년 잡지 〈와이어드Wired〉의 똘똘한 편집인 몇 명이 바로 이런 추세가 도래하리라는 것을 간파했다. 16세기와 17세기에 걸쳐 30년 동안 자신의 몸 안으로 들어오고 밖으로 나가는 모든 것의 무게를 재어서 손으로 일일이 기록했던 파두아의 상크토리우스♥처럼, 우리 모두 디지털 방식으로 자신의 건강을 '트래킹'할 수 있는 날이 머지않아 오리라는 것을 말이다. 〈와이어드〉의 편집인들은 '숫자로 보는 자아quantified self'라는 용어를 지어내기도 했는데, 이런 종류의 노력은 이미 하나의 조직적인 움직임 또는 붐이 되어 있다. 설사 여러분이 〈스타 트렉〉에나 나올 법한 장비를 착용한다는 생각에는 동의할 뜻이 없다 하더라도 말이다. 대부분의 사람들은 단지 자신이 지키고 싶은 한도를 벗어나지 않았음을 확인하기 위해서라도 몸무게, 수면의 질, 활동 수준 등 그들의 삶에서 측정할 수 있는 몇 가지 사항만큼은 마음속으로 기록해두고 있다.

하지만 진지하게 말하거니와 여러분은 일상생활에 모종의 트래킹 앱이라든지 장치 같은 것을 들여놓고 싶을지도 모르겠다. 그 모든 것들을 여기서 일일이 열거할 수는 없다. 또 아마도 여러분이 이 글을 읽을 즈음이면 완전히 새롭고 쓸모 있는 차세대 소프트웨어 프로그램이며 장치들이 틀림없이 시장에 나와 있을 터이다. 요즘에는 건강에 관련된 거라면 무엇이든지 추적하고, 계산하고, 설계하고, 조사할 수 있다. 또 그런 정보를 개인화할

♥ Sanctorius of Padua : 인체의 생명 및 질병 현상을 물리적으로 해명하려고 많은 실험 장치를 고안하고 실험하여 수학적으로 연구했던 이탈리아의 의사, 1561~1636.

수도 있다. 어떤 앱은 여러분의 위치에 맞춰 프로그램될 수도 있다. 예컨대 여러분이 사는 지역 내에서 제철인 음식물을 찾아 여러분에게 통보해줄 수도 있고, 지역 농민들의 시장에 관한 정보도 제공해주기도 한다. 우리는 아마도 가까운 장래에 우리 몸의 다이내믹스(역학)를 하루 종일 알려주는 자그마한 장치를 착용하게 될 수도 있다. 그렇다고 모든 인간이 그런 도구를 밤낮으로 한 순간도 빼지 않고 착용하기를 원하지는 않겠지만, 이런 것들은 기준이 되는 수치를 만들어내고 유지하는 데 믿기 어려우리만치 강력한 도구가 될 수 있다.

또 어떤 경우에는 일정한 행동수정(行動修正, behavioral modification, 행동의 후속 결과를 변화시키는 절차나 행동을 유발하는 자극의 조건 혹은 환경을 변화시키는 것)으로 언제 혜택을 볼 수 있는지를 알 수 있게끔, 스스로를 훈련시키는 데도 강력한 도구가 될 수 있다. 스트레스를 어마어마하게 받아 성난 황소가 되었는데 스스로를 추슬러서 침착하고 냉정한 스님처럼 변하기란 어렵다. 하지만 스트레스 위험 구역으로 들어가려 할 때 만약 어떤 앱이나 장치가 경고신호를 보내준다면 스트레스를 줄이는 데 효과적인 변화를 시도하려는 동기를 제공할 수도 있다.

이처럼 다양한 도구는 우리가 살아가면서 많은 분야에서의 성공을 이룩하는 데 필수불가결이다. 이메일과 스마트폰은 의사소통을 가능케 하고, 인터넷은 검색과 조사를 가능케 하며, 자동차는 우리가 가고자 하는 곳으로 데려다준다. 그렇다면 왜 건강에도 그러한 도움이 필요 없다고 생각하겠는가? 건강을 위한 도구들은 누구나 쉽게 구할 수 있다. 그런 도구는 우리를 자기도취에 푹 빠지게 하려고 생겨난 것이 아니라, 우리가 스스로를 좀 더 잘 보살피도록 도와주기 위해 만들어졌다. 그런 도구를 사용하면 우리가 필요로 하는 인센티브도 늘어날 것이다. 자신의 건강 상태를 지속적으로 연구하고 차트로 만들어놓자. 여러분의 몸에 귀를 기울여라. 그리고 반드시 기억해두자. 여러분의 몸을 가장 잘 아는 것은 오로지 여러분 자신이라는 사실을!

여러 가지 흥미로운 앱이나 장치의 리스트를 지속적으로 업데이트하고 싶다면, 'http://davidagus.com/mhealth'를 자주 방문해보라.

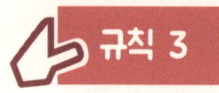

생활을 자동화하라

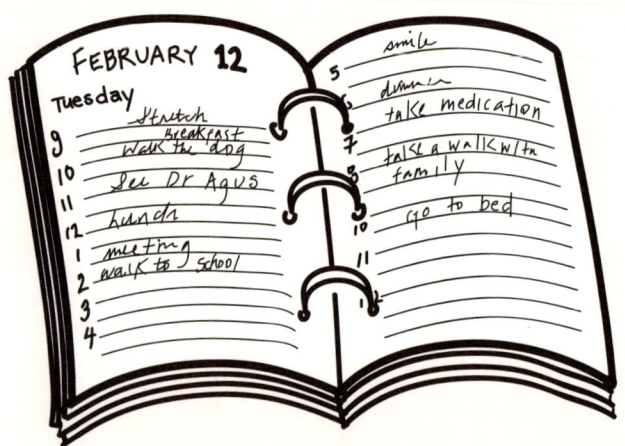

여러분의 몸은 예측가능성 predictability 을 좋아한다. 오늘 아침 어제와 똑같은 시각에 일어났는가? 다음 번 식사는 어제와 비슷한 시각에 할 것인가? 몸이 느낄 수 있는 스트레스를 줄여주고 몸이 가장 좋아하는 균형 잡힌 상태인 호메오타시스 Homeostasis (항상성)를 유지하기 위한 최선의 방법은 단 하루도 빼지 않고 가능한 한 매일매일의 일과를 일사불란하게 규칙적으로 유지하는 것이다. 그렇다. 주말이든 휴일이든 마찬가지이다. 사무실에서 밤늦게까지 잔업을 하더라도 상관없이, 몸을 파김치로 만들거나 스케줄을 방해하는 다른 어떤 일이 생기더라도 일사불란하게 말이다.

자기 몸의 호메오스타시스를 존중할 때 여러분이 커다란 진척을 볼 수 있는 4개의 주요 영역은 다음과 같다. 첫 번째는 수면 각성 주기 sleep-wake cycle, 두 번째는 식사 시간, 세 번째는 신체활동을 하는 시간, 네 번째는 어떤 종류든 처방된 약을 복용하는 스케줄이다. 여러분의 몸은 일관성 있는 수면 스케줄을 갈망하는 것과 마찬가지로 규칙적인 식사도 애타게 원한다. 예를 들어

정오에 점심식사를 하게 되리라는 기대가 어긋나버린 몸의 내부로 들어간다고 생각해보자. 그러면 그곳에서 경악할만한 여러 가지 생물학적 활동을 목격하게 될 것이다. 점심을 굶은 몸은 단순히 배가 고프다는 신호를 보내는 데서 그치지 않고, 코르티솔의 분비가 급격히 늘어난다. 코르티솔은 지방분을 꼭 붙들고 놓지 말 것이며, 에너지를 아껴 쓰라고 우리 몸에게 명령하는 호르몬이다. 다시 말하자면 우리 몸이 음식을 기대하는 시점에 식사를 하지 않으면, 우리 몸은 체중을 줄이거나 이상적인 체중을 유지하고자 하는 우리의 노력을 방해할 거란 얘기다.

마찬가지로 배가 고프지도 않은데 단순히 지루하거나 외롭거나 우울한 정서 상태에 대응할 요량으로, 이따금 스낵을 먹는다든지 마구잡이로 식사를 하면 안 된다. 그것은 미세하게 조정되어 있는 여러분의 몸을 망가뜨리는 짓이니까. 만약 매일 오후 3시에 간식을 먹지 않는 타입이라면, 늦은 오후의 나른함을 깨우기 위해 간식에 손을 대는 짓은 하지 말기를 바란다. 만약 오후에 간식이 꼭 필요하다면 정해진 시간에 규칙적으로 간식을 즐기자. 또한 그러한 경우에도 가공된 튀김 음식보다는 차라리 견과류 한 움큼이나 과일 한 조각을 먹든가, 채소를 후무스♥hummus에 찍어 먹는다든지, 아니면 치즈나 크래커를 택하는 게 좋을 것이다.

....
♥hummus : 잘 으깬 병아리콩에다 올리브 오일, 레몬 주스, 마늘을 섞어 넣은 중동 지방의 음식. 단백질 비중이 높고 지방질이 적어 서양 각국에서 후무스에 대한 관심이 가파르게 상승하고 있다.

규칙 4

의료 데이터를 정리하고 활용하라

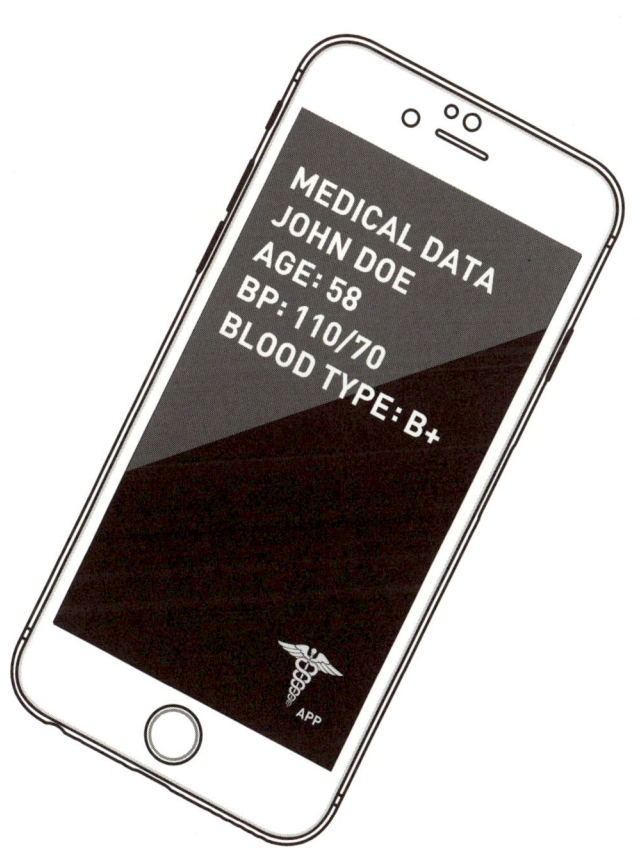

여러분은 자신의 의료 데이터를 모두 복사해서 갖고 있거나, 아니면 온라인으로 어디에선가 접속하여 쉽게 구할 수 있는가? 이에 대한 여러분의 대답이 "NO"라면, 왜 그렇게 되었는가? 만약 여러분이 페니실린에 대해 치명적인 알레르기 반응을 보이는 사람인데, 어쩌다 응급실로 실려 갔을 때 불행하게도 말을 할 수 없다면 어떡할 것인가? 의사는 당장이라도 페니실린을 여러분에게 주사하려고 하는데?

　오늘날 우리들은 거의 모든 분야에서 스마트폰이나 컴퓨터를 이용한다. 단 하나 예외가 있다면 의료기록을 보관해두고 건강 관련 정보를 업데이트하는 문제다. 여러분은 자신의 의료기록 일체를 '모바일 클라우드'에다 보관해두고 항상 그 자료를 꺼내 쓸 수 있도록 해야 할 것이다. 배우자, 부모, 형제, 성인이 된 자녀 등, 믿을 수 있는 식구라든지 친구에게 비밀번호를 미리 알려주자. 그래야만 필요할 때에 그들이 바로 그 파일을 꺼내볼 수 있을 테니까. **헬스케어에서는 누구나 예외 없이 파트너가 있어야 한다. 누군가를 선택해두자.** 그 사람이 여러분의 의료기록을 보관해두는 모든 장소에 접근할 수 있도록 미리 조치해두자. 만약 의료기록을 디지털 파일 형태로 깔끔하게 정리해두지 않았다면, 의사들한테 진료 파일의 사본을 요청해서 받아두어야 한다. 주말에 시간을 내어 스캐너로 그 자료의 디지털 사본을 모두 만들라. 그리고 그것을 열쇠고리에 부착된 USB에 담아 보관하면, 어디를 가든 항상 몸에 지니고 다닐 수 있다.

얼핏 듣기에 그런 작업을 하는 게 만만찮은 것으로 들릴지 모르겠다. 하지만 몇 시간만 할애하면 될 뿐 아니라, 일단 해놓기만 하면 평생을 두고 혜택을 볼 수 있는 작업이다. 내가 돌봐주는 환자들은 진료실이 열려 있고 모든 자료를 쉽게 구해 볼 수 있는 오전 9시부터 오후 5시 사이에 응급 상황에 처하는 경우가 그다지 많지 않다. 난처한 문제는 항상 한밤중이라든지 주말에, 혹은 여행 도중에 생기기 마련이다. 건강에 관한 한 우리는 모두 서로 다른 프로필을 갖고 있다. 하지만 환자를 잘 몰라도 치료의 임무를 맡지 않을 수 없는 의사들에게는 바로 그런 차이들이 어떻게든 극복해야 할 어려운 문제다. 의료기록 일체를 손쉽게 넘겨줄 수 있는 파일로 만들어두는 일은 여러분의 귀중한 목숨을 구해줄지 모른다.

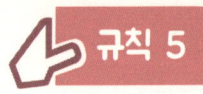 규칙 5

진짜배기 음식을 먹어라

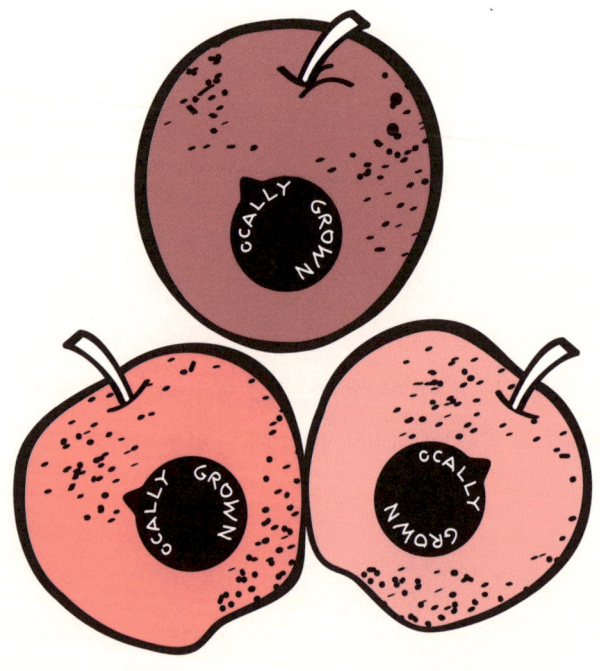

유감이지만 우리에게 이 규칙이 필요하다는 사실을 훌륭하게 요약하려면, 마이클 폴란의 저서 《마이클 폴란의 행복한 밥상》의 한 구절을 인용하기만 하면 될 것이다. "사람들에게 '음식 먹기'에 관하여 충고하는 글을 누군가가 책으로 펴내야 한다는 사실 자체가 얼마나 우리 인간이 소외되어 있고 혼동되어 있는지를 가늠케 해주는 일이다."

　그런데 사람들은 하루도 빼지 않고 이렇게 묻는다. "뭘 먹어야 하지?"

　정답 : 리얼푸드, 진짜배기 음식.

　진짜배기 음식이라니, 무엇을 그렇게 부르는 것일까? 어떤 딱지_{label}도 붙지 않았고, 식약청이 승인한 영양가 표니 뭐니 하는 따위의 광고가 붙지 않은 거라면 진짜배기 음식일 가능성이 높다. 아이러니처럼 들릴지 모르지만 그게 사실이다. 여러분이 다니는 식품점이나 슈퍼의 가장자리 쪽을 걷다보면(농산물 코너, 정육

점, 해산물 코너 등) 진짜배기 음식을 만날 수 있다. 이런저런 상자나 병이나 예쁘장하게 포장된 채 진열되어 있는 사이비 음식들로 가득한 통로는 가능한 한 피하도록 하자. 딱지에 적힌 걸 읽어봤더니 발음조차 제대로 할 수 없고 대학원에서 쓰는 교과서 없이는 그 뜻조차 알 길이 없는 성분들이 가득 적혀 있는가? 그렇다면 재빨리 선반에 내려놓고 발걸음을 돌려라! **가능한 한 대자연과 가까운 음식을 소비하는 데 온 신경을 집중하라.** 그렇게 하면 자신이 알레르기 반응을 보이는 줄도 미처 몰랐던 미심쩍은 성분들을 피할 수도 있을 것이다.

건강에 좋다고 떠벌리는 제품들 역시 조심해야 한다. 포장에 '저지방!' '저당분!' '저칼로리' '콜레스테롤 제로' '튀기지 않고 구운 제품' '산화방지제 함유' 그리고 '100% 천연식품' 등의 설명이나 주장을 표기해 여러분의 건강에 좋다는 사실을 굳이 광고하는 식품이 있다면, 그것은 아마도 진짜배기 음식이 아닐 것이다. 곰곰이 생각해보라. 그런 주장을 할 수 있으려면, 그 음식은 어떻게든 포장되어야 하고 승인을 획득하기 위해 어떤 종류의 검사나 기준을 통과해야만 할 것이 아닌가. 그렇다면 그 식품은 진짜배기일 수 없고 자연에 그만큼 가까울 수 없다는 의미다.

예를 들어 오렌지 주스에는 "비타민 C 일일 소요량이 이 한 병에 가득!"이라는 식으로 우리 건강에 좋다는 요란한 주장이 붙어 있다. 그러나 농산물 코너의 바구니에 조용하고 외롭게 담겨 있는 오렌지 하나가, 200ml 유리병에 담긴 섬유질도 없는 과당果糖보다 건강에 훨씬 더 좋다는 사실을 아시는지? 꼭 먹어야 한다고 떠들어대는 제품이라면, 그런 음식은 먹지 말아야 한다. 그뿐이 아니다. 다이어트 냉동 디너, 무지방 아이스크림, 냉동 요거트, 100% 천연 과일주스, 저지방 치즈, 식사대용 영양 에너지바, 다이어트 소다, 100칼로리 유기농 스낵 등 이런 식품을 사 먹으면서 자신이 건강한 식생활을 하고 있는 걸로 믿는 사람들이 너무나도 많다. 하지만 이런 식품의 영양성분과 그런 성분들의 우세를 반영하는 목록의 순서를 곰곰 들여다보면, 다른 요소들보다도 당분이나 포화지방 혹은 염분 그리고 이름조차 참으로 기이한 성분들이 더 많이 함유된 것을 알게 될 것이다.

아, 이 규칙에 관해서 하나 더 말해둘 게 있다. 신선한 농산물을 살 때는 반드시 계절성 품목을 택하도록 하자. 예컨대 여러분이 만약 2월에 블루베리라든지 에얼룸 토마토♥를 먹는다든지 6월에 싹이 긴 양배추나 키위를 먹는다면, 아마도 그런 과일이나 채소는 너무 심하게 변종된 것일 가능성이 많다. 달리 표현하자면 그런 것들은 여러분의 GPS 좌표에 잡히기까지 아주 오랜 여행을 했을 가능성이 높다는 얘기다. 과일이나 채소는 따고 거두어들이는 바로 그 순간, 화학적으로 변화하거나 영양소로서의 가치를 잃어버리기 시작한다. 요즘은 배송 및 물류 기술의 발달로 일 년 내내 구할 수 있는 과일과 채소들이 너무나 많다. 우리는 때를 가리지 않고 거의 모든 타입의 식료품을 접할 수 있는 세상에 살고 있을지 모른다.

♥heirloom tomato : 인공수분이 아니라 자연수분 혹은 방임수분(open-pollination)으로 자란 변종 토마토로서 일반 토마토에 비해 눈길을 끄는 빨간 색이 없는 대신 더 달다. 오래 가지 않고 병균에 약한데, 서구에서는 최근에 더욱 소비자들의 인기를 얻고 있다.

하지만 그러기 위해 영양분이란 면에서 상당한 대가를 치르지 않으면 안 된다. 거의 대부분의 농산물이 통에 담겨 동네 슈퍼의 진열장에 도달할 즈음이면, 수확할 당시에 함유하고 있던 영양분을 그대로 보존하고 있을 수가 없다. 만약 과일이나 채소가 충분히 익기 전에 수확한다면(대부분 오랜 배송 기간을 견딜 수 있도록 그렇게 하는 경우가 많다) 모든 종류의 비타민과 미네랄을 함양할 수 있는 시간이 충분치 못하게 된다. 그런 농산물은 겉으로 봐서는 잘 익은 것처럼 보일지 몰라도, 완전히 익었을 경우와 똑같은 영양가라고 할 수 없다. 그뿐인가, 농장에서 매장까지 장시간 운반되면서 신선한 과일과 채소는 엄청나게 많은 열과 빛에 노출되어 영양분, 특히 민감한 비타민 C나 비타민 B1 같은 요소를 저하시킨다. 그렇게 되면 우리가 먹는 것은 영양분이 형편없거나 가까이 하고 싶지 않은 화학물질까지 포함되어 있는 것일지도 모른다.

만약 제철에 나오는 진짜로 신선한 농산물이나 가까운 농장에서 막 배달된 농산물을 살 수 없다면, 차라리 식료품상의 냉동식품 코너로 가서 '신선 급랭'이라는 딱지가 붙은 냉동 과일이나 채소를 사는 편이 낫다. 애당초 냉동시키기 위해 선택된 과일과 채소는 가장 충분히 익었을 때 수확될 확률이 높기 때문이다. 그때는 일반적으로 영양분이 가장 많이 들어 있을 시기다. 그리고 과일이나 채소는 구입하고 곧바로 먹는 것이 좋다. 냉동된 종류를 포함해서도 말이다. 여러 달이 지나면 냉동된 채소의 영양분도 어쩔 수 없이 떨어지게 마련이니까. 진짜로 신선한 상태로 구매할 수 있는 농산물, 즉 달콤한 과일과 싱그러운 채소를 부엌 과일 쟁반에서 시들게 만든다든지 냉장고에 집어넣어 바삭바삭해지게 만들지 말라. 그렇게 하면 신선 식품들을 모욕하는 꼴이다. 가능한 한 재빨리 즐기도록 하자.

자, 이렇게 말해놓고 보니 자연스럽게 이런 의문이 생길 것이다. 진짜로 신선한 식품이 어떤 건지 어떻게 알 수 있지? 아, 다음 규칙을 보도록 하자.

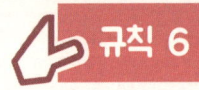

단골가게를 만들어라

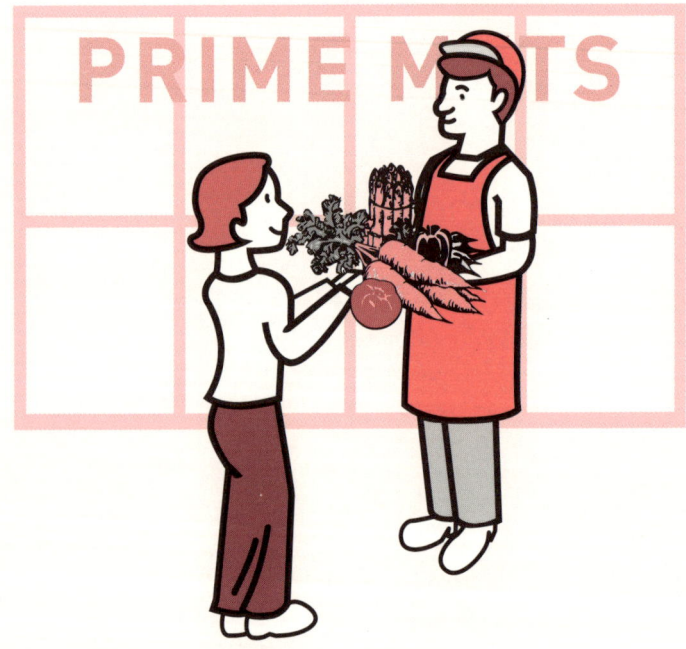

여러분은 무엇이 제철 농산물인지를 정확히 아는 농부가 아닙니다. 하지만 동네 채소가게 주인이나 마트의 농산물 코너 점원과 좀 수다를 떨기만 해도 현명한 구매를 위한 정보를 얻을 수 있다. 예컨대 농산물 코너에서 제품을 채워 넣는 직원들도 방금 어떤 농산물이 들어왔는지, 그게 어디서 생산된 건지, 어떻게 재배된 것인지 등을 말해줄 수 있잖은가? 정육 코너를 지키는 사람은 고기를 공급하는 목축업자에 대해 이런저런 이야기를 해줄 것이고, 생선 코너 카운터에 서 있는 여자는 어떤 생선이 가장 신선하고 가장 친환경적으로 잡히는지 등을 알려줄 것이다. 그들과의 대화에 겁먹을 필요는 없다. 그들은 자기가 알고 있는 것을 전해주는 일을 대단히 좋아한다.

　여러분은 식료품점 단계를 뛰어넘어 용감하게도 농산물직거래장터를 찾게 될 수도 있다. 여러분이 먹는 음식의 원천을 좀 더 잘 아는 사람들과 안면을 터놓고 싶은 곳이 있다면 바로 이런 데가 아니겠는가! 자주 다니는 채소가게 주인과 가까워지듯 같은 지역의 농부들과도 친해두자. 농산물직거래장터는 수입식품을 파는 경우가 거의 없다. 거기서 만날 수 있는 상품보다 더 신선한 것은 없다고 보면 될 것이다. 만약 신선한 농산물의 대부분을 농산물직거래장터에서 구매한다면, 영양분이 시원찮은 가공식품이나 계절에 맞지 않은 상품들을 저절로 피할 수 있을 것이다.

 물론 이런 농산물을 사려면 어느 정도는 더 높은 가격을 감내해야 될지도 모른다. 하지만 이것은 정말 중요한 문제다. 비용을 들인 만큼 좋은 것을 얻기 마련이다. 고품질의 음식물을 먹게 되는 것이고, 삶의 질도 그만큼 높아지는 셈이며, 그렇게 해야만 병에 걸려 의료보험 비용으로 돈을 듬뿍 쏟아 붓는 사태도 피할 수 있는 것이다. 이 뿐만이 아니다. 품질이 좋은 음식물은 맛도 훨씬 좋아서 상대적으로 적은 양을 먹어도 만족감이 높아질 것이며, 섭취하는 칼로리를 조절하기도 쉬워진다.

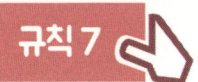

텃밭을 가꿔라

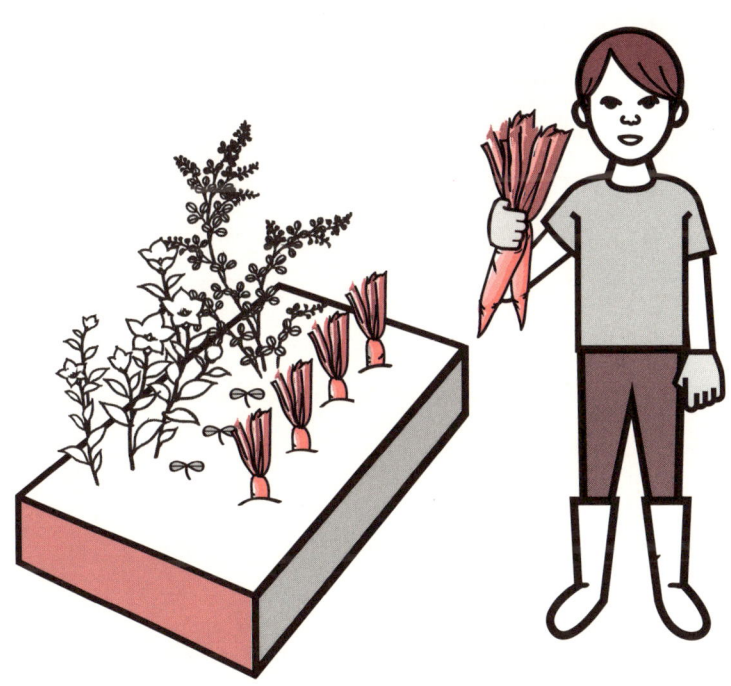

아이들, 특히 어린 아이들이 있는 집이라면 이 규칙은 '필수'가 되어야 할 것이다. **건강의 원칙과 훌륭한 식습관을 가르칠 때, 진짜 음식이 자라고 있는 과정을 보여주는 것만큼 더 좋은 방법이 어디 있겠는가?** 나는 이게 최선의 방법이라 믿는다. 이 규칙이 있기에 5월에 무엇이 꽃을 피우고 12월에는 어떤 작물이 자라는지를 배우지 않을 수 없을 것이다. 그리고 단골가게, 심지어 농산물직거래장터에서 그 어떤 것을 사와도 부엌에서 불과 몇 미터 떨어진 곳에서 금방 따와 곧바로 요리를 하거나 그대로 먹는 것과는 도저히 비교할 수 없다.

혹시 콧구멍만한 아파트에 살고 있거나 작물을 재배하는 재능이라곤 도통 없는가? 그렇다 해도 겁낼 필요는 없다. 용기를 내어 사는 곳의 기후와 공간에 맞는 손쉬운 작물부터 실험을 해보자! 가까운 화원(혹은 묘목장)에 가서 물어보면, 화분이며 흙이며 텃밭에 기를 작물의 씨앗 등 온갖 상세한 정보와 간단한 장비를 구할 수 있을 것이다. 집 뒤에 몇 백 평씩 놀고 있는 땅이 있어야만 텃밭을 가꿀 수 있는 건 아니다. 그저 창가나 베란다에 상자를 놓을 자리만 있으면 충분하다.

  손쉽게 파슬리, 바질, 민트, 샐비어 같은 허브나 향신료부터 시작해보자. 그다음 공간이 허락하는 대로 후추, 토마토, 오이, 강낭콩, 완두콩, 상추, 근대 같은 고급 작물 쪽으로 옮겨가는 것이다. 어떤 장소에서는 계절에 따라서 재배하는 작물을 바꾸어가면서 일 년 내내 텃밭을 가꿀 수도 있다. 더 나아가 내친김에 이웃사촌들과 힘을 모아 텃밭 가꾸기를 공동체적인 노력으로 발전시킨다면 더욱 좋을 것이다. 누가 무엇을 재배할지 미리 정해 나누고 나중에 수확물을 고루 분배하는 것이다. 이렇게 되면 이웃들과 정을 나누는 일이 될 뿐 아니라, 공동체의 건강이라는 명분까지 갖게 되니 얼마나 좋은가!

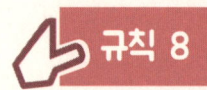
규칙 8

나한테 맞는
식사법을 유지하라

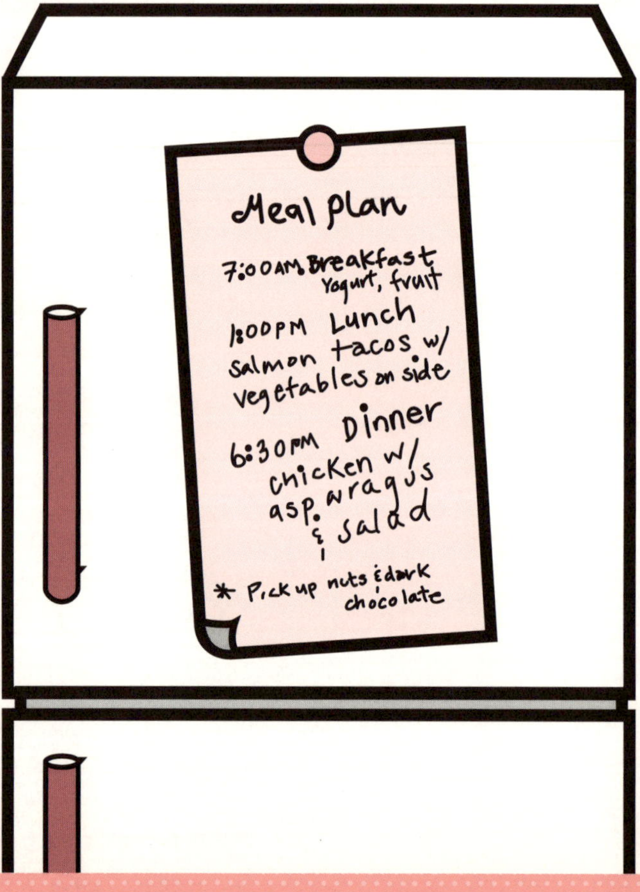

글루텐이 없는 음식을 먹어야 할 것인가? 저탄수화물 음식을 섭취해야 할까? 채식을 해야 하나? 음식을 날로 먹어야 하나? 아니면 저지방 음식? 혹은 '웨이트 와쳐즈♥'의 충고를 따라야 할 것인가? 사실 아무 상관없다. 여러분이 먹는 것을 즐기고, 여러분의 몸이 그것을 좋아하고, 도저히 지킬 수 없을 정도로 엄격하기 짝이 없는 규칙을 준수하라고 스스로를 윽박지르지만 않는다면 아무 상관없다. 그런 엄격한 규칙은 그 자체의 여러 가지 제약 때문에 틀림없이 이런저런 영양분이 결핍되어 있을 테니 말이다. 이 세상에 수많은 종교가 있는 것처럼 전통적인 식사법도 상당히 많이 있다. 어째서 그런 전통들이 수백 년에 걸쳐 없어지지 않고 효험을 보였는지 그 까닭을 잘 기억해둘 필요가 있다.

마이클 폴란은 그의 48가지 음식물 규칙에 그것을 이렇게 표현하고 있는데, 정말 마음에 든다. "좀 더 프랑스 사람들처럼 먹

♥ 몸무게에 신경을 쓰고 예의 주시하며 감량을 위해 노력하는 사람을 weight watcher라고 한다. 한편으로는 몸무게를 줄이고 싶어 하는 사람들을 위해 35년간 다양한 제품과 서비스를 제공해오고 있는 미국 기업의 이름(Weight Watchers)이기도 하다.

자. 혹은 일본 사람들처럼. 혹은 이탈리아 사람들처럼, 아니면 그리스 사람들처럼." 전통적인 음식이라면 그게 어떤 것이든 우리들의 가공식품 문화보다는 훨씬 더 나을 것이고, 전통적인 식습관은 전 세계의 여러 다양한 민족들이 서로 다른 음식물로 수백 년 동안 지켜져 왔다. 이런 식습관에는 먹는 양을 조정하는 것, 식탁에 모두 둘러앉아 음식을 나눠 먹는 것, 모자라도 추가로 음식을 달라고 하지 않는 것, 간식을 안 먹고 다음 식사 때까지 최대한 배가 고프도록 만드는 것 등이 포함된다.

오늘날 터무니없이 늘어나버린 우리의 허리통은 대체로 형편없는 음식을 선택한 것도 있지만, 먹는 습관이 엉망이기 때문이기도 하다. 우리는 허둥지둥 분주한 가운데 혼자서, 차 안에서, 혹은 책상에 앉아 식사를 한다. 여럿이 식탁에 둘러앉아 사랑하는 사람들과 활기찬 대화를 나누면서 식사를 하는 경우란 하늘의 별 따기다. 게다가 음식이 무한정 있는 것이라도 되는 양(하긴 거의 무한정이긴 하지만) 두 번, 세 번, 아니, 네 번씩 음식을 가져와 먹는다. 뿐만 아니라 하루 종일 시도 때도 없이 먹어대고, 아무 생각 없이 간식을 무한정 집어먹어 배고프다는 감각을 회피한다. 혹은 그와는 완전히 반대로 정해진 식사를 거르고 밤에 있을 회식 때문에 칼로리 섭취공간을 비축하기도 하는데, 이 경우는 으레 과식을 해서 잠까지 설칠 가능성이 농후하다. 그러니까 저녁 식사를 할 때는 약간 모자란다 싶은 기분으로 떠나야 할 것이다. 웬만하면 접시에 뭔가를 남겨두고 나오자. 말끔하게 먹어치운 접시가 반드시 행복한 접시인 것은 아니니까.

자신에게 맞는 이상적인 식사를 위해 먹는 것을 조절하는 가장 손쉬운 방법 중 하나는 직접 자주 요리를 하는 것이다. 내가 먹을 음식은 스스로 만들라는 얘기다. 그리고 그것을 식탁(업무용 책상이나 텔레비전 앞이나 차를 운전하면서가 아니라)에서 다른 사람과 함께 즐기는 것이다. 전 세계 곳곳의 요리법을 얻어 오고 신선한 식재료를 사자. 나는 심지어 여러분이 원하는 대로 간식을 먹든지 아주 맛있는 디저트를 신나게 먹어도 좋다고 말해주고 싶은 맘도 있다. 단, 진짜 재료를 이용해서 간식을 직접 만들고 매일 정해진 시간에 맞추어 먹는다는 조건으로 말이다. 그리고 다른 정규 식사를 위해 여러분이 설정한 것과 동일한 '섭취량 조절 규칙'을 잘 지켜서, 특별간식은 특별간식으로 처리하자. 그러면 남들보다 좀 더 건강해질 수 있다.

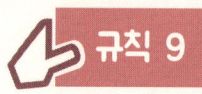

직장에서 여유를 찾아라

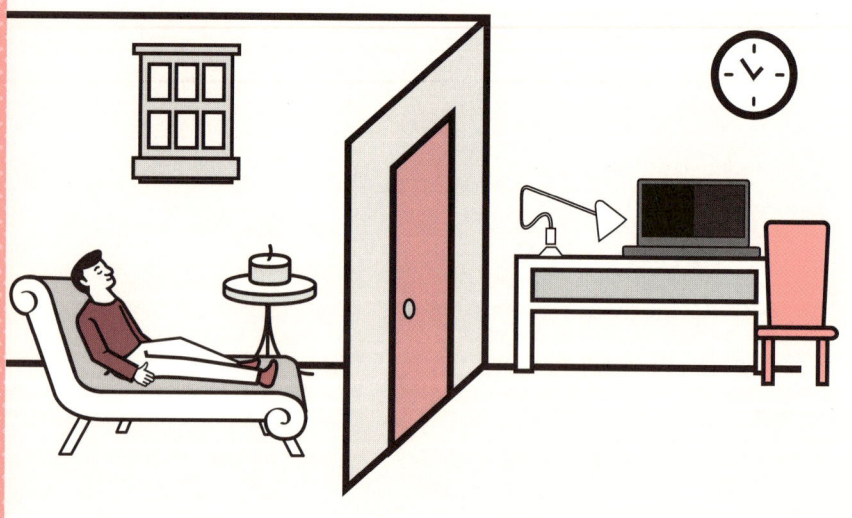

업무에 관련된 스트레스가 우리의 신체에 미치게 될 부정적인 영향을 강조하기 위해 실험이나 연구가 필요하지는 않다. 그러나 몇 가지 연구를 예로 들 수는 있을 것이다. 그중의 하나가 최근 핀란드에서 이루어진 연구인데, 업무 스트레스란 것이 얼마나 고약한 것인지를 잘 보여준다. 2012년에 핀란드 학자들이 무려 3천 명을 면밀히 조사해서 업무상 스트레스와 더욱 빨라지는 생물학적 노화 사이의 상관관계를 밝혀냈다. 이것을 얼마나 정확하게 계산했을까?

　그들은 연구 대상자들의 텔로미어를 측정했다. 텔로미어telomere는 염색체 말단 부분에서 찾을 수 있는 DNA 서열을 가리키는 것으로 그 길이는 노화, 질병의 위험, 어쩌면 죽음과도 연관이 있을 수 있다. 여기서 적용된 이론은 간단히 말해서 텔로미어가 짧으면 짧을수록 수명도 짧다는 것이다. 그리고 직장에서 더 많은 압박감을 느낄수록 그 사람의 텔로미어가 짧아진다는 사실도 밝혀냈다. 이 같은 텔로미어와의 상관관계와 더불어, 스트레스를 지나치게 많이 받으면 심장 질환이 생길 위험성도 더 커진다고 한다.

스트레스가 심장병을 일으킨다고 말하는 것은 그야말로 진부한 표현이지만, 그래도 그건 사실이다. 심장은 우리의 신체 부위 가운데 가장 튼튼하고, 가장 무적의 기관일지도 모른다. 어쨌거나 심장은 날마다 2천 갤런 정도의 피를 펌프질해대고 평균적으로 매일 10만 번도 넘게 박동하지 않는가. 그러나 그렇다고 해서 심리적인 스트레스처럼 감지하기 힘든 것에도 영향을 안 받는다는 의미는 아니다. 우리가 심장마비에 걸릴 가능성이 가장 높은 게 한 주의 시작인 월요일이라는 사실은 놀랄 일이 아니다.

직장에서의 긴장은 삶의 한 부분이다. 그 압박감을 완화하려면 어떻게 해야 할까? 우선 직장에서 내 기분을 띄워주고 만사를 여유롭게 보게 만드는 간단하고 판에 박힌 일상을 유지하라. 몇 가지 아이디어를 소개하겠다. 점심식사 시간에 찬란한 태양 속에서 산보를 하고, 사무실 안에서 좀 더 많이 걸어 다니고, 선 채로 돌아다니면서 전화를 받고, 전화를 받기 전에 심호흡을 한 번 하며, 일할 때 마음을 가라앉히는 음악을 틀어놓자. '퇴근 후 한 잔'은 잊어버리고 대신 헬스클럽으로 달려가 흠뻑 땀을 빼고, 일과 중에 스케줄대로 휴식 시간을 갖고 내가 좋아하는 블로그나 웹사이트를 몇 분 정도 찾아보며, 어느 시점에 이메일을 체크하고 답신을 보낼 것인지 미리 결정할 것 등이다.

직장인들은 평균적으로 총 업무시간의 23%가량을 이메일에 소모하며, 한 시간당 36번씩 받은편지함을 훔쳐본다. 일단 새로도착한 이메일을 읽기 위해 업무를 중단했다면, 수행하던 과제로 다시 돌아가는 데 대개 1분 이상이 걸린다. 그뿐인가? 스트레스도 추가된다.

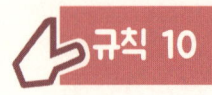 규칙 10

저녁식사 땐,
와인 한 잔

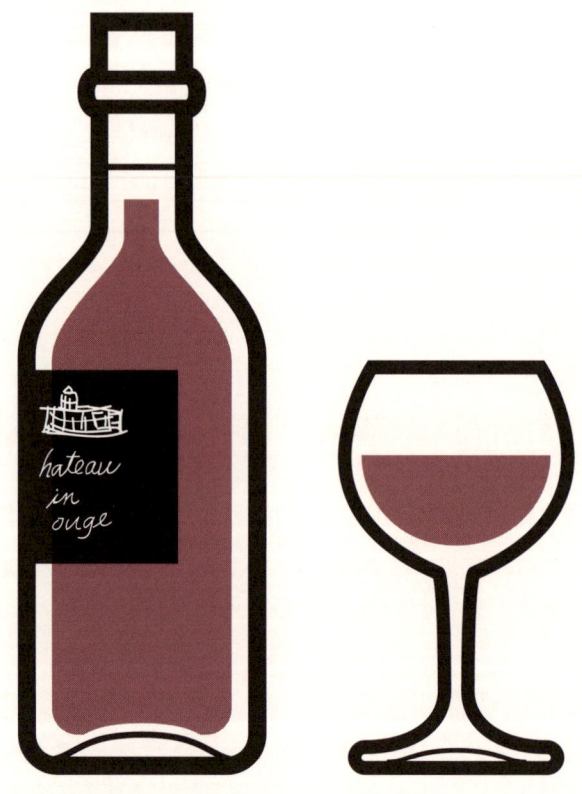

문화와 종교의 벽을 뛰어넘는 습관, 그 기원을 찾자면 수천 년을 거슬러 올라가야 하는 습관은 틀림없이 우리에게 이로운 무엇인가가 있을 터이다. 과학이 뭐라고 말하든 상관없다. 하물며 이제 적당량의 알코올 섭취, 특히 레드와인이 심장 질환의 위험을 줄여준다는 사실을 알고 있지 않은가. 그러나 이런 혜택에는 주의사항 또는 경고가 따라 붙는다. 음주는 유방암에 걸릴 위험을 높여줄 가능성이 있으며, 지나친 음주는 완전한 금주보다도 오히려 심장에 훨씬 더 나쁘다는 경고다.

　그렇다면 가장 적절한 수준인 '스위트 스폿(sweet spot, 최적의 시기 혹은 최적의 상태)'은 어떻게 찾을 수 있을까? 여성은 하루에 딱 한 잔 이상을 마시지 않고, 남성은 하루에 두 잔 이상을 마시지 않는 것을 목표로 정하자. 또한 평일에 술을 멀리 했다고 하더라도, 주말에 고주망태가 되어도 좋다는 허락을 받은 건 아니다. 명심하자.

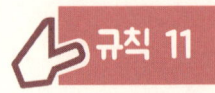 규칙 11

잠잘 때도
위생적인 생활을 하라

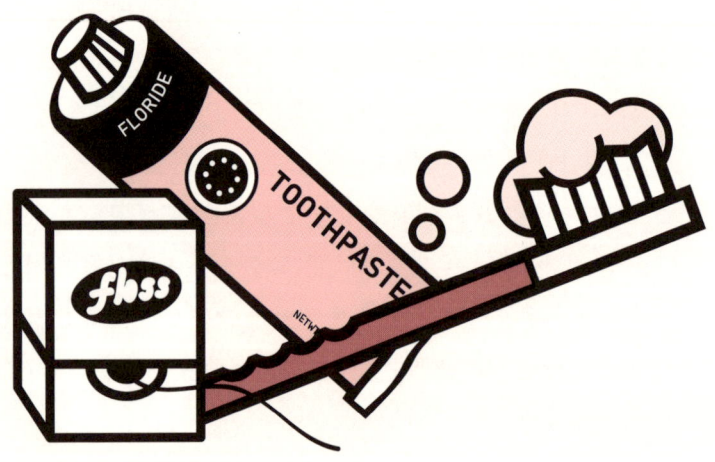

건강은 훌륭한 위생에서 시작된다. 세균이 발견되었던 시점과 항생제나 백신 같은 치료제가 만들어진 시점 사이에 전염병이 극적으로 줄어들었던 것은 실제로 고도의 기술을 요하는 진료 덕택이 아니라, 우리의 생활방식이 훨씬 위생적으로 변했던 결과였다니 참으로 믿기가 어렵다. 19세기 중반에 손 씻기의 중요성이 인식되었던 것은 기술적으로 페니실린의 발견이라든가 천연두 및 소아마비 백신 등의 발견에 맞먹는 수준은 아니었다. 하지만 백신과 항생제가 널리 보급되기 전에 일찌감치 수많은 사람들의 목숨을 구해준 하나의 거대한 의학적 돌파구였다.

헝가리에서 태어난 내과의사 이그나즈 제멜바이스Ignaz Semmelweis는 1847년 오스트리아 빈의 산부인과 클리닉에서 일하던 도중, 산파들이 출산을 도와줄 때보다 의과대학생들이 출산을 도와줄 때 산모들에게 치명적인 열병이 훨씬 더 흔하게 발생한다는 사실을 깨닫게 되었다. 그래서 그는 클리닉에서 행해져온 관습들을 좀 더 면밀히 관찰하게 되었다. 이윽고 의대생들이 박테리아에 의한 패혈증으로 죽은 환자들의 사체부검을 한 다음 곧장 신생아의 출산을 돕는 경우가 흔하다는 사실을 알게 되었다(패혈증은 전신의 혈액 감염 증세로, 급속히 퍼지는 박테리아에 대한 염증 반응으로 목숨을 잃을 수 있다). 그리하여 제멜바이스는 염소 처리된 살균용액에 손을 씻어야 한다는 엄격한 규칙을 도입했다.

그러자 놀랍게도 3개월도 채 안 되어 사망률은 1/10에서 1/20 수준으로 급격히 떨어졌다. 간단한 위생적 습관만으로도 질병의 전염을 결정적으로 줄일 수 있다는 증거였다. 물론 당시의 의사들은 그런 질병의 정확한 원인조차 알지 못하는 경우가 많았지만 말이다. 인간의 문명이 이런 사실을 좀 더 일찌감치 알아냈더라면, 수백 년 동안 수백만 명의 목숨을 앗아간 역병이나 돌림병으로 인한 죽음을 상당 부분 피할 수 있었을지도 모른다.

심지어 오늘날에도 우리는 손을 씻는다는 간단한 행위를 하찮은 것으로 치부해버리는 경향이 있다. 하지만 손 씻기를 일상생활에서 우선순위 1번으로 지켜나갈 수 있다면 대단히 좋을 것이다. 무엇보다 이런저런 병을 안겨줄 수 있는 세균들을 피하는 데 유리해질 것이며, 또 다른 사람들에게까지 병균을 퍼뜨리는 일을 예방할 수 있을 테니까. 게다가 비누거품 한 줌과 물만 있으면 되고 다른 아무 것도 필요 없잖은가! 항균 비누가 아닌 보통 제품으로도 얼마든지 좋다. 만약 당장 물을 구할 수 없는 형편이라면 알코올 성분의 손 소독제를 사용하면 된다. 적어도 하루에 다섯 번씩 손을 씻는 사람들은 이보다 적게 비누칠을 하는 사람들보다 감기에 걸릴 확률이 35% 낮다는 사실을 밝혀낸 연구결과도 더러 있다.

손뿐만이 아니다. 신체 전반에 걸쳐 위생을 잘 유지한다면 혐오스러운 여러 가지 증상들로부터(머리에 이가 생긴다든지, 입 냄새가 심하다거나, 몸에 악취가 나는 것이나, 요충이나 무좀 같은 것들을 생각해보라) 우리를 보호하는 데 큰 도움이 될 것이다. 이 모든 것들은 위생 관리만 잘해도 얼마든지 통제될 수 있다는 얘기다. 베이거나 긁힌 데가 있으면 아무리 사소하게 보일지라도 반드시 소독을 하고 밴드를 붙여서 보호하는 걸 잊지 말자. 이렇게 해주기만 해도 나중에 항생제 복용이 필요할 정도로 심각한 박테리아로부터 포도상구균이 침범하는 위험한 피부 감염을 피할 수가 있을 것이다. 또 침대의 위생은 어떠한가? 몸과 마음을 푹 쉬게 하는 잠은 침실이 말끔하고 깨끗해야 가능하다. 일주일에 한 번은 뜨거운 물로 시트를 빨고, 어수선한 잡동사니와 전기용품들은 침대에 들이지 말자. 이러한 습관은 건강한 수면 위생을 유지할 수 있도록 도와줄 것이다.

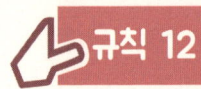
규칙 12

누군가와
함께 살아라

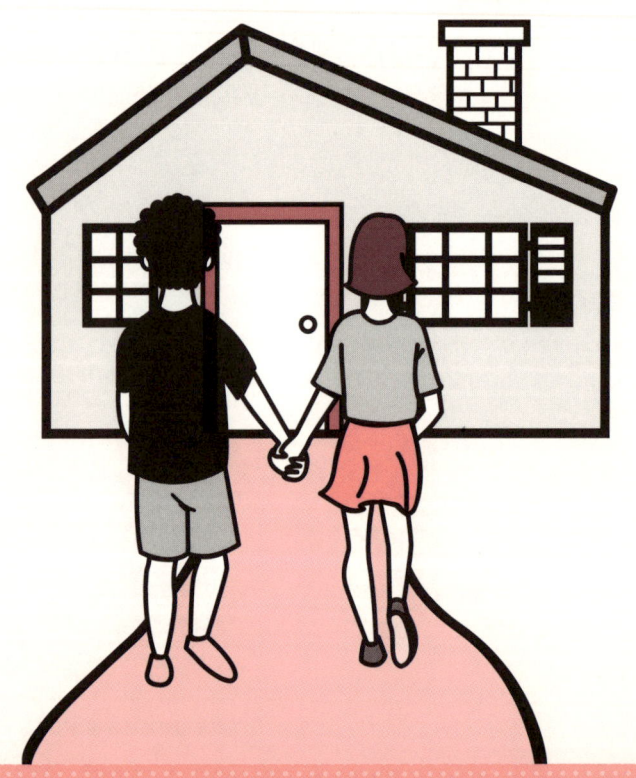

"누군가와 함께 사는 거랑 오래 사는 거랑 무슨 연관이 있단 말인가?"

얼핏 들어서는 그 상관관계를 쉽게 찾을 수 없을 것이다. 하지만 다음과 같은 경우를 곰곰 생각해보라. 당신이 누군가와 같이 살 때, 당신은 자신의 건강과 위생에 좀 더 많은 관심을 기울여야 할 이유가 생길 것이다. 당신의 행동이나 생활 습관에 대해서 책임을 지라고 할 사람이 있다는 얘기다. 그래서 당신은 위험 수위가 높은 행동을 할 가능성이 더욱 적어지는 것이다.

또한 스트레스에 대처하기 위한 '빌트인' 시스템, 즉 붙박이 시스템을 갖게 될 가능성도 높아진다. 왜냐하면 또 다른 한 인간의 따뜻한 몸이 당신의 일상에 들어와 있기 때문이다. 불 같이 화를 내거나, 좌절감에 쌓여 있거나, 쓰러지기 직전의 상태로 퇴근하더라도 일단 집에 오면 최소한 거기에 반응을 해주는 공명판 같은 사람이 있으니 말이다. 아마도 이런 이유 때문에 혈압 검사를 해보면 함께 사는 커플들이 독신으로 사는 이들보다 언제나 결과가 더 좋은지도 모르겠다.

이런 규칙이 반드시 결혼이라는 것을 전제로 하는지는 당신이 결정해야 할 몫이다. 게다가 그런 상황에 아이들이 포함되어야 할 것인지도 신중하게 결정해야 할 또 다른 문제다(규칙 47을 참조하라).

건강한 몸무게를 유지하라

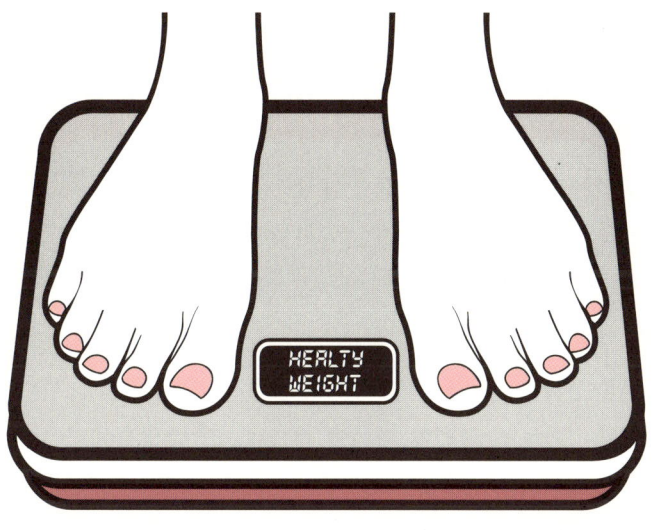

건강한 몸무게가 건강한 몸에 부합된다는 사실은 새삼스러울 게 없다. 우리의 몸이 지나치게 높은 체중으로 허덕일 때, 혹은 그 반대로 너무 낮은 체중 때문에 허허로워질 때는 최적 상태의 기능을 발휘할 수 없다.

체중을 약 0.5kg 줄일 때마다, 우리가 한 걸음 내딛을 때 무릎에 가해지는 부담은 약 1.8kg씩 줄어든다. 만약 당신이 하루에 1만 보를 걷는다면, 당신의 무릎에 가해지는 압력은 무려 20톤이나 감소한다는 얘기다. 이런 게 1년 내내 이루어졌을 때 그 누적 효과를 한번 상상해보라! 아주 작은 체중 감소라도 장기적으로는 커다란 차이를 불러일으킨다.

과체중 상태가 되면 그야말로 모든 질병과 만성질환에 대한 위험도가 증가한다. 심장병, 관절염, 당뇨병처럼 증세가 또렷이 보이는 병에서부터 치매나 암에 이르기까지 전부 말이다. 당신이 건강한 몸무게를 유지하고 있는지 아닌지 확실히 모른다고? 그렇다면 체질량지수(BMI; body mass index)를 측정하는 계산기나 차트 등을 인터넷에서 찾아보고, 자신이 어느 정도에 해당하는지 알아보라. 목표로 삼고 유지해야 할 BMI는 18.5~24.9 수준이다(대한비만학회는 한국인의 경우 체질량지수가 25 이상인 경우 비만으로 판정한다).

 규칙 14

감기라고는 몰라도 독감예방주사는 매년 맞아라

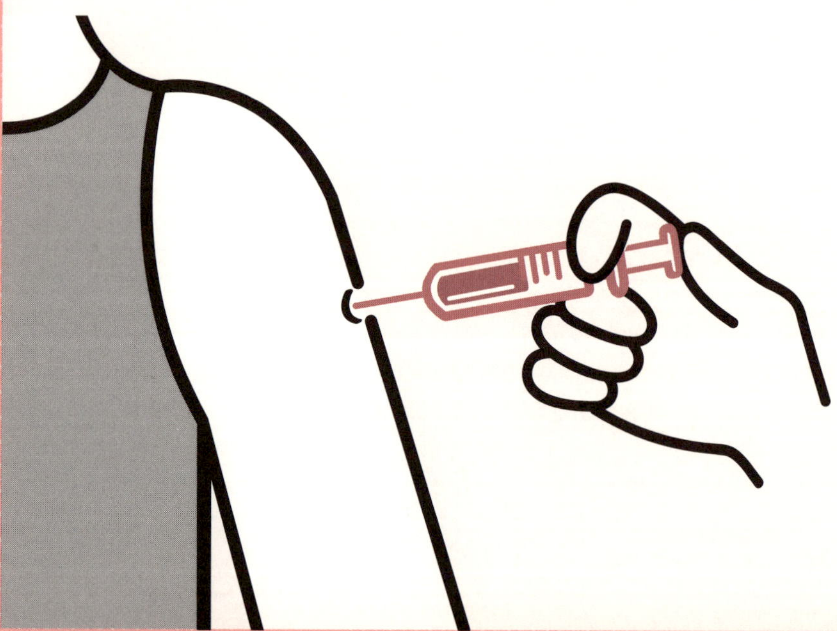

만약 모든 형태의 암을 예방해주고 부작용이라고는 전혀 없는 값싼 알약을 해마다 한 번씩 복용할 수 있다면, 아마도 당신은 그런 기회를 절대 그냥 넘기지 않을 것이다. 그런데 지금 현재 그렇게 할 가능성을 지닌 것이 바로 독감예방주사다. 1년에 한 번씩 간단히 맞는 백신이지만 당신이 몇 주일 동안은 아니더라도 며칠 동안 죽을 정도로 아파 누워서 일도 못하고, 집중도 안 되며, 집안일도 못할 뿐 아니라 가족이나 친구들과 어울려서 여느 때처럼 삶을 즐기지도 못하는 일이 없도록 보호하는 데 큰 도움이 된다.

인플루엔자에 대해 면역시키는 일은 단순히 독감을 퇴치하는 데서 그치는 것이 아니다. 보통 감기에 걸리면 폭풍과도 같은 염증이 생긴다. 그런데 그런 염증이 한두 주일 정도만 우리를 괴롭혀도 비만은 물론이거니와 심장병이나 뇌졸중이나 암 같은 수많은 질병에 대한 위험도가 증가할 수 있다.

미국 심장협회와 미국 심장병학회는 이미 여러 해 동안 심장병 병력이 있는 모든 사람들에게 독감예방 백신을 추천해오고 있다. 그것이 치명적인 심장마비와 뇌졸중을 예방해줄 뿐만 아니라 어떤 질병이든 사망의 위험성을 감소시켜준다는 것이 증명되었기 때문이다. 2012년에는 독감에 걸린 임산부들이 자폐증 성향을 지닌 신생아를 낳을 위험성이 두드러지게 높다는 연구결과가 보고되기도 했다. 그러니 이 모든 질병을 피하고 싶은 건강한 사람에게 백신이 얼마나 많은 도움을 줄 수 있을지 상상이 되는가? (아이디어 하나를 내겠다. 독감예방주사가 비만의 위험성을 줄여줄 수 있음을 이제 알았으니, 앞으로 "독감예방주사로 날씬한 몸매를 유지하자"는 슬로건으로 캠페인이라도 벌여야 하지 않을까! 그렇게 되면 얼마나 많은 사람들이 예방주사를 맞으러 몰려들지 상상해보라.)

하지만 안타깝게도 사람들은 여전히 독감 백신에 여러 가지 부작용이 있으며, 독감 예방의 효과도 없고, 오히려 감기에 걸리는 원인이 된다거나 독소 같은 게 들어 있다는 등의 그릇된 개념에 사로잡혀 있다. 정말 허튼소리다. 무엇보다도 충격적인 사실은 학력이 높은 사람들일수록, 이러한 비합리적인 생각들을 한다는 점이다. "난 절대로 독감예방주사를 안 맞아. 그런데도 절대 감기에 걸리는 법이 없지"라고 말하는 것은 "나는 매일 치즈버거와 감자튀김을 먹고 운동도 안 하지만, 한 번도 뚱뚱해진 적이 없고 심장마비 걸린 적 없어"라고 으스대는 것과 다름없다.

독감예방주사를 거부해놓고 나중에 감기에 걸리면 어떻게든 헤쳐나간다고 해서, 그게 뭐 눈곱만치라도 용감하고 현명한 일이겠는가. 미국만 해도 해마다 무려 4만 5천 명이 독감으로 목숨을 잃는다. 백신은 정말 사망, 질병, 항생제 사용, 그리고 병원을 찾는 횟수 등을 감소시켜준다. 게다가 백신을 맞는다는 것은 개인이 주사를 맞고 안 맞고의 문제가 아니다. 백신을 맞는다는 것은 국가의 헬스케어 시스템이 견뎌야 하는 부담을 크게 줄여준다. 또한 예방주사에서 얻는 혜택을 제대로 받지 못하는 유아라든지 노인, 혹은 면역체계가 약한 사람 등 가장 취약한 이웃들을 보호하기까지 한다. 이러한 것을 생각할 때 매년 실시되는 독감예방주사를 맞는 사람이 전 국민의 40%도 안 된다는 사실에 정말 화가 난다. 어느 누가 전염병에 불을 붙이고 어린아이들을 죽인다는 비난을 받고 싶겠는가? 내가 할 말은 이걸로 충분하리라.

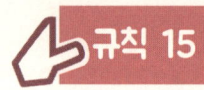 규칙 15

가끔은 알몸으로 거울 앞에 서라

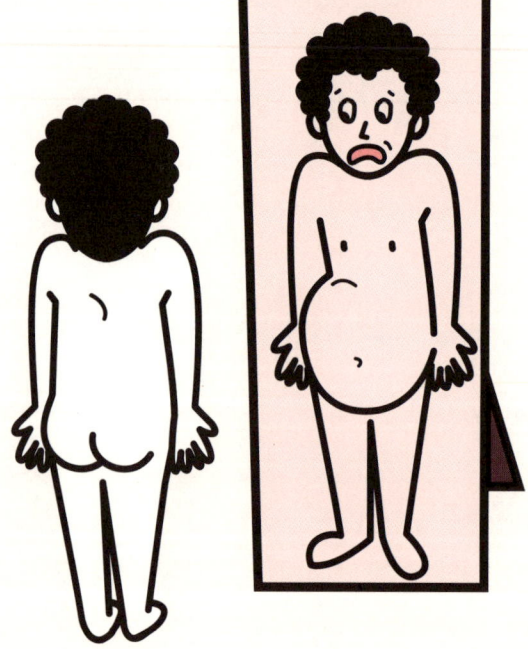

우리는 매일 옷을 입고 벗는다. 그럴 때마다 몇 초나 몇 분 동안 부분적으로 혹은 완전히 발가벗게 된다. 그리고 샤워를 할 때면 완전히 알몸으로 소위 '퀄리티 타임'을 갖기도 한다. 혹시 마지막으로 거울 앞에서 실오라기 하나 걸치지 않은 자신의 모습(앞모습과 뒷모습)을 제대로 쳐다본 것이 언제인지 기억하는가? 이렇게 스스로의 적나라한 모습을 보는 게 얼마나 많은 것을 깨닫게 해주는지, 아마 당신도 놀랄 것이다. 뭔가 신체의 이상한 점을 보게 되면 장차 어떤 문제가 있을지를 알 수 있고, 피부암의 징후 같은 것도 눈치챌 수 있다. 피부는 몸 전체의 상태를 보여주는 지표 같은 것이며 외피의 변색, 병변♥, 발진, 반점(얼룩), 흉터 등은 내부의 질병을 가리키는 신호일 수 있다. 때로는 머리칼, 손톱, 입속까지도 포함해서 내 몸의 구석구석을 눈으로 체크해보는 것이 좋다.

그리고 신체의 외적인 모습만으로도 당신이 얼마나 훌륭하게

♥ lesion : 병으로 인해 피부에 생기는 무늬이다. 이를 통해서 거꾸로 바이러스, 사상균, 세균 등의 병원체를 판별해낼 수 있다.

PART 1 　건강하게 살려면 해야 할 일들

나이 들어가고 있는지를 정직하게 느낄 수도 있다. 피부톤이라든지 주름 같은 것들은 내 나이에 어울리는 상태인가? 나는 실제 나이(생활연령)보다도 더 늙어 보이는가? 그뿐 아니라 만약 당신이 어떤 습관을 바꾸려고 애쓰는 중이라면, 이런 순간을 이용해서 그런 습관의 변화가 어느 정도 진척되고 있는지를 가늠하는 측정치를 얻을 수도 있다.

허리둘레를 재어서 허리가 가늘어지고 있는지를 알아보자. 피부 건강에 영양을 듬뿍 주는 일상적인 스킨케어를 시작하자(그러게 되면 당신의 피부를 주기적으로 살피는 버릇도 들게 된다). 혹은 그냥 "나는 아름다워"라든가 "음, 잘하고 있어"라고 스스로에게 주문을 거는 것만으로도 좋지 않을까. 거울 앞에 발가벗고 가만히 서서 긍정의 말을 해주고 있는 그대로의 당신을 받아들이도록 하자. 자아에 대해 강렬한 의식을 갖고 있는 그대로의 내 모습에 불편하지 않다면, 건강을 유지하고 심리적으로도 강건해지는 데 많은 도움이 된다는 것을 우리 모두 잘 알고 있다.

규칙 16

엉덩이를 들고 좀 더 자주 움직여라

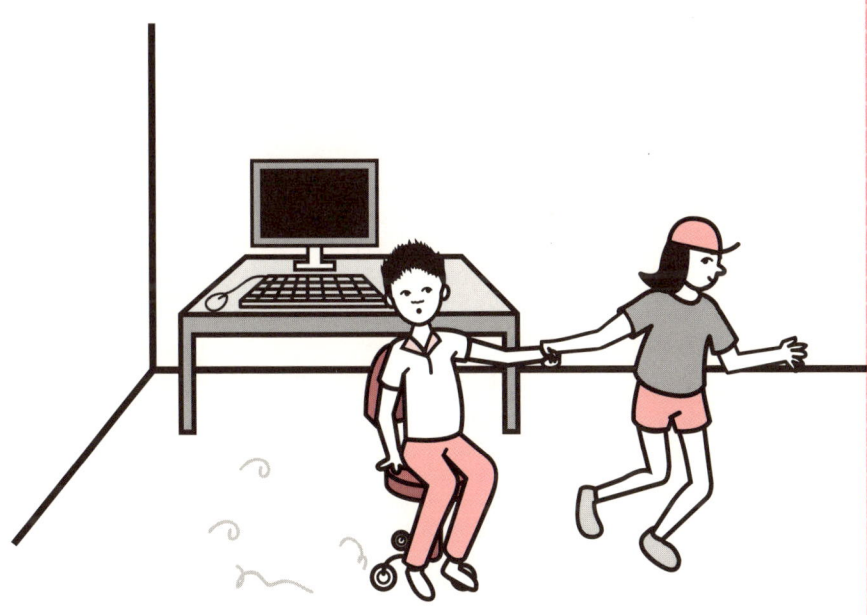

만약 당신이 공사판의 인부라든지, 농부라든지, 공항의 수하물 담당자라든지, 신체적으로 격렬한 일을 하는 사람이라면(그러니까 만약 당신이 하루 종일 엉덩이를 붙이고 있을 새 없이 서서 힘을 써야 하는 사람이라면) 이번 규칙은 읽을 필요도 없이 그냥 다음 규칙으로 넘어가도 좋다. 하지만 당신이 대부분의 사람들과 같다면, 예를 들어 주로 엉덩이를 붙이고 하는 업무나 오랜 출퇴근 시간, 편안한 소파에 앉으려는 성향 때문에, 혹은 나이가 들면서 갈수록 앉아 있는 게 어쩔 수 없어진다는 사실 때문에 상당히 많은 시간을 앉아서 보내게 될 터이다. 건강을 유지하는 데 운동이 발휘하는 영향력을 증명하는 연구는 헤아릴 수 없이 많다. 비만, 당뇨병, 심혈관계 질환 등의 발생 빈도(전반적인 치사율의 증가)와 앉아서 보내는 시간 사이의 긴밀한 상관관계도 숱하게 증명된 바 있다.

　규칙적인 신체활동의 가치를 보여주는 최초의 연구 가운데 하나는 런던의 2층 버스 기사들과 승차권 받는 이들을 비교하는 연구에서 나왔다. 승차권을 받아 검사하는 사람들은 하루 종일 계단을 오르락내리락하는 게 일이어서, 거의 모든 시간을 앉아 있어야 하는 운전자들보다도 심장마비에 걸리는 경우가 훨씬 적었던 것이다. 최근의 연구는 좀 더 도발적이어서, 신체활동이 우리의 DNA에 노화 방지 효과까지 준다는 것을 보여주고 있다. 엉덩이를 좀 더 자주 드는 것만으로도 당신의 유전자 발현♥을 바꾸고, 좀 더 건강장수나 무병장수 쪽으로 기울게 할 수 있다. 지난 20세기에 사무직이 압도적으로 늘어나면서, 앉아 있는 것과 관련된 질병들도 지속적으로 늘어났다는 게 조금도 놀랍지 않다. 그렇지 않은가!

그런데 사실 앉아 있는 것 자체가 잘못은 아니다. 앉아 있는 것이 신체 내에 야기하는 여러 가지 생물학적 효과들이 바로 범인이다. 운동이 우리의 몸에 긍정적인 신진대사를 촉진시키는 것과 같이, 움직이지 않는 것은 반대쪽, 그러니까 부정적인 방향으로 신진대사를 일으킨다. 앉아 있는 시간이 늘어나면 하루 중 다른 신체 활동을 얼마나 많이 하느냐와 상관없이 신진대사에 중대한 영향을 미치게 된다는 것이 드러났다. 그래서 혈중지질, 콜레스테롤, 혈당, 안정혈압, 식욕호르몬 렙틴leptin 등에 부정적인 영향을 끼치게 된다. 이 모든 것이 비만이나 심혈관계 질환이나 기타 만성질병에 위험 요인이 된다.

꼭 기억해둬야 할 게 또 있다. 하루 종일 책상에 앉아 일하기 전이나 일이 끝난 다음 한 시간 정도만 운동에 할애하면 내 몸에 아주 좋을 거라고 생각하는가? 그렇다면 다시 생각해야 할

♥ expression of genes : 유전자 정보가 어떤 특정의 형질로 나타나는 것을 가리키는 용어다.

것이다. 엉덩이를 붙이고 있든가 침대에 누워서 하루 중 22시간을 보냈다면, 2시간 동안 운동해봤자 그걸 보충할 수는 없다. 만일 당신이 기본적으로 한 번 앉으면 몇 시간씩 꼼짝하지 않는 사람이라면, 아무리 하드코어 운동을 매일같이 하더라도, 혹은 모두 미루었다가(하나님 맙소사!) 주말에 한꺼번에 하겠다고 덤벼도 차라리 담배를 피우는 것만 못하다. 장시간 앉아서 엉덩이를 붙이고 있는 것이 당신의 건강에 그만큼 위험의 충격파를 던진다는 얘기다. 그러니까 벌떡 일어나 움직이자! 좀 더 자주, 좀 더 많이! 그거야말로 유일하게 증명된 젊음의 원천이니까.

매일 15분씩, 심장박동을 50% 올려라

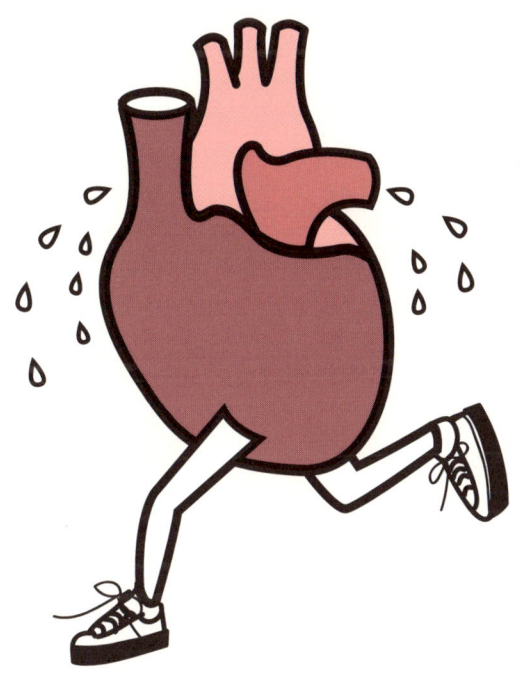

질병의 위험을 줄여주고 당신의 몸이 활기에 넘치도록 유지해주는 그 모든 생화학적인 반응 등 운동이 주는 여러 가지 혜택을 누리기 위해서는, 매일 적어도 15분씩은 심하게 땀을 흘리고 심장이 거세게 뛰도록 움직인다는 목표를 세워야 한다. 일주일에 5일, 매 30분가량의 일반적인 운동을 권했던 예전의 가이드라인은 그야말로 '예전의' 충고라는 것을 우리는 이제 알고 있다. 그 정도의 최소량만 붙들고 있다가는, 나이가 들어서 칼로리 섭취를 극적으로 줄이지 않는 한 결코 몸무게가 늘어나는 걸 막을 수 없을 것이다. 또 단지 식습관을 통해 체중조절에 성공했다고 하더라도, 그건 핵심에서 벗어난 얘기다.

 실제로 몸을 움직이고 억지로라도 허파와 심장이 더 열심히 작동하게끔 만들어라. 그렇지 않으면 당신은 심장질환의 위험을 줄이는 것부터 비만이나 당뇨나 우울증에 걸릴 가능성을 최소화시키는 데에 이르기까지 건강을 증진시키는 그 모든 운동의 효과를 누리지 못한다. 장기적으로 봤을 때 규칙적으로 땀을 흘리는 것은 주기적으로 초콜릿 케이크 먹는(그러면서 운동이라곤

하지 않는) 것보다 당신의 행복에 커다란 기여를 할 것이다.

　만일 신체적으로 스스로를 채찍질해야 할 이유를 또 하나 들고 싶다면, 이런 걸 고려해보자. 고도로 격렬한 운동은 당신을 좀 더 영리하게 만들 수 있다는 사실이다. 우리 인간의 뇌에는 평균적으로 1천억 개의 뉴런이 있고, 이 뉴런들은 화끈한 신체 운동을 대단히 좋아한다. 요즘의 연구결과를 보면 고령자들도 여전히 정력적으로 운동하고, 경기 스포츠를 즐기고, 매주 여러 번 단순한 걷기 운동을 해서 뇌의 백질이 줄어드는 것을 방지하고 있다.

　그러니 만일 당신도 인생의 황금기에 접어들어 기막히게 기능을 발휘하는 뇌가 갖고 싶다면, 악마와도 같은 노망이나 치매를 회피하고 싶다면, 지금 바로 규칙적인 운동을 맹세하고 실행해야 할 것이다. 여유 있는 걷기 운동처럼 간단한 것이라도 좋다. 땀을 흘리자.

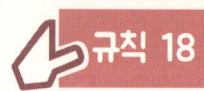 **규칙 18**

커피도
분별있게 마셔라

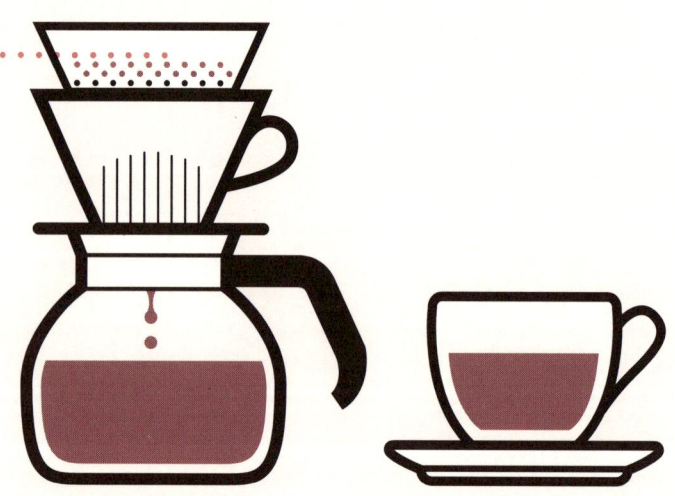

적절한 음주도 마찬가지겠지만, 커피콩이나 찻잎 같은 대자연의 원천으로부터 추출된 카페인을 적당한 정도로 섭취하는 것은 우리 건강에 긍정적인 영향을 준다. 실생활의 일화만 들어 보더라도 카페인이 우리를 정력적이고, 깨어 있고, 쾌활하게 만들어준다는 사실은 뚜렷이 드러난다. 심지어 카페인을 복용하면 좀 더 빨리 달리거나, 자전거를 더 빨리 타는 데도 도움이 된다. 그래서 달리기 선수나 사이클 선수들은 경주 전에 마시는 음료로 흔히 커피를 선택한다.

　이것은 카페인이 심혈관계와 중추신경계에 미치는 자극(흥분) 작용 때문이다. 즉 카페인이 심장박동의 증가를 촉발시키고, 우리 몸속의 9만 6천km가 넘는 혈관을 확장시켜 피돌기를 쉽게 하며, 자극에 대한 민감성을 키움으로써 뇌와 신체가 활동을 시작하도록 준비시키는 것이다. 카페인을 연구하는 많은 사람들은 심장병, 고혈압, 골다공증, 암과 같은 질병을 카페인 섭취와 결부시키려고 애써왔지만, 연구를 거듭할수록 결과는 그렇지 않다는 것이 증명되었다. 사실 카페인, 특히 오늘날 공장에서

대량생산되어 에너지 드링크로 팔리는 혼합물이 아니라 전통적인 원천에서 뽑아낸 카페인은 인체를 보호하는 항암 속성을 갖고 있을지도 모른다. 그럼에도 불구하고 다시 말하지만, 적당한 섭취가 핵심이다.

과유불급이라고 좋은 것도 지나치면 고약하게 변하기 마련이다. 카페인 과다복용이 당신을 불안, 두통, 편두통, 초조 등에 빠져들기 쉽게 만드는 것처럼 말이다. 그리고 흔한 일은 아니지만 요즈음 흔히 볼 수 있는 농축 에너지 드링크를 마시면 카페인 과다복용이 될 수도 있다. 따뜻한 커피를 천천히 음미하는 것과 카페인에다 당분까지 범벅이 된 음료를 한 모금 벌컥 들이키는 것은 전혀 다르다. 그러니 당신도 커피나 차를 느긋하게 즐기면서 가공된 음료의 충격을 피하도록 하자. 오후, 특히 2시 이후에는 카페인 섭취를 줄여라. 편안한 수면을 방해하지 않게끔 그 모든 카페인을 처리하려면, 당신의 몸도 시간이 필요하니까. 그래도 오후 느지막이 기운을 번쩍 차려야 할 필요가 있다면, 최소한 커피 대신 카페인이 적게 함유된 차를 마시자. 아니면 차라리 산책을 하든가.

할아버지가 어떻게 돌아가셨는지 부모에게 물어보라

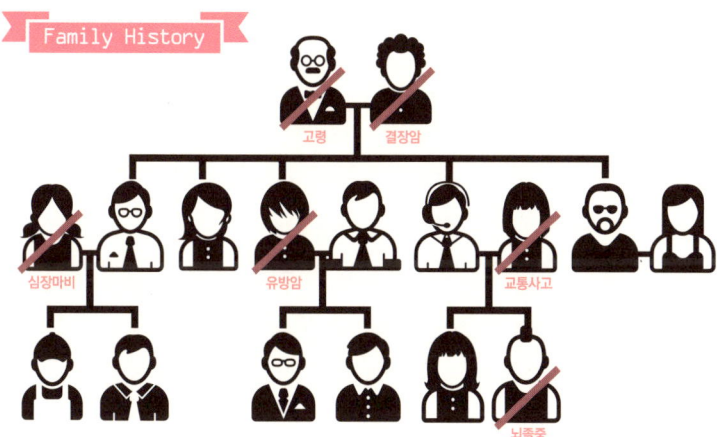

당신의 할아버지는 '고령'으로 돌아가셨는가? 일전에 병원에 가서 병력에 관한 설문지를 써넣을 때, 친척들에 관한 질문이라든지 가족 중 누군가가 심장질환이나 치매나 암 같은 병을 앓은 적이 있느냐는 질문을 받고서 머리를 긁적이지는 않았는가? 친인척들에게 무슨 병이 있었는지를 부모나 다른 식구에게 물어본다는 것은 결코 쉽지 않다. 하지만 질병을 예방하는 데 도움이 되느냐를 따진다면, 실험실에서 이루어지는 그 어떤 기술적인 검사보다도 그게 훨씬 더 효율적이다.

사실 가족의 병력은 우리의 건강을 이해하는 강력한 도구임에도 불구하고, 가장 간과되고 있는 것 중의 하나다. 게다가 건강한 조직까지 파괴하는 검사를 피하는 데도 그만한 방법이 없다. 그러니까 용기를 내서 난처하더라도 물어보자. 약간의 시간만 투자해서 친척들에게 물어보기만 하면 다른 것은 필요 없으니까. 미국도 훌륭하고 업데이트가 잘된 건강기록부를 유지하고 있는 가정은 전체의 1/3조차 되지 않는다. 그러나 클리블랜드 클리닉은 우리 가계의 족보에 대해 공부를 해두는 것이 암에 걸릴 위험성을 예측해주는 가장 좋은 유전학적 도구라는 사실을 증명한 바 있다.

혹시 부모님이나 당신이 제일 좋아하는 삼촌에게 전화를 걸어 그런 질문을 하는 게 버거운 일로 느껴진다면, 가족이 다 모일 때 그 주제로 자연스럽게 대화를 시작하겠다는 목표를 세워라. 가족 모임, 휴가, 심지어 장례식 등은 그런 이야기를 나누기에 이상적인 기회다. 미국에는 공중보건국에서 운영하는 무료 웹사이트가 있어서 가족의 병력(건강기록부)을 만들고 친척 및 담당 의사들과 이를 공유하도록 도와주고 있다. 다만 조심해야 할 것은 반드시 양쪽 가족 모두로부터 이런 정보를 얻어야 한다는 점이다. 특히 어머니 쪽 친척들보다 아버지 쪽 친척들에 대해 아는 바가 더 적은 여성이라면 한층 더 신경을 써야 한다. 두 가족 중 한쪽이 다른 쪽보다 유방암이나 자궁암에 걸릴 위험성을 더 많이 물려주기 때문이다.

DNA 검사, 고려해보라

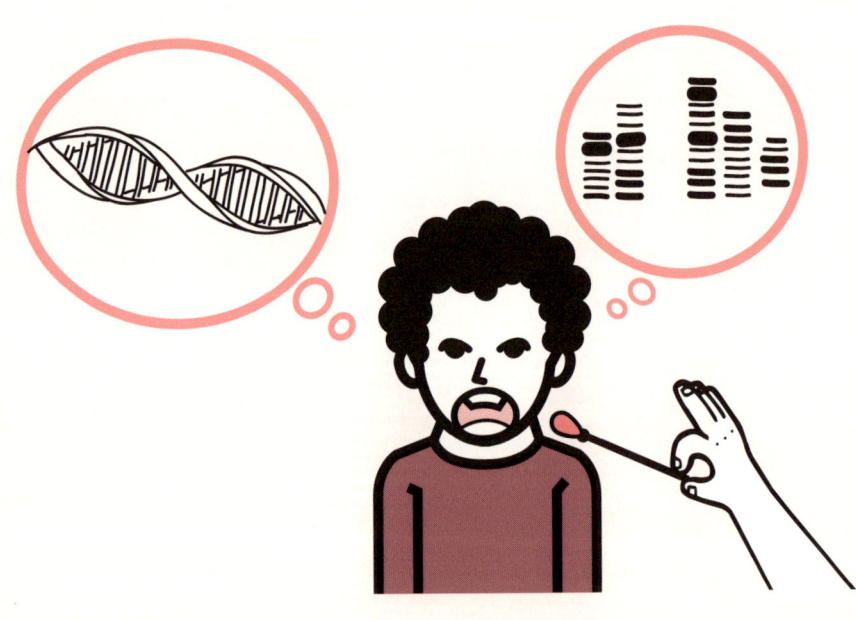

자, 당신의 할아버지가 50대에 심장마비로 돌아가셨고, 어머니는 40대에 대장암 판정을 받았다고 가정해보자. 이러한 정보에서 당신이 알아야 할 것은 무엇일까? 어쩌면 당신이 마흔 번째 생일을 맞게 되면(혹은 그 전에라도) 최신 기술을 이용해서 심장과 대장을 검사해보고 싶은 마음이 생길지 모르겠다.

정부는 국민들이 이런저런 질환에 대하여 검사를 받아야 한다고 권유하지만 당신이 어떤 검사를 받아야 하는지, 그렇다면 언제 받아야 하는지 등을 알 수 있는 훨씬 더 좋은 방법이 있다. 가족 병력으로 당신이 어떤 위험을 안고 있는지 알아두는 방법이다. 그리고 만약 최대한 정확한 정보를 얻고 싶다면 입안의 침으로 DNA 검사를 해서 보충할 수 있을 것이다.

현재 DNA 검사를 해서 우리가 알 수 있는 정보는 동맥류에서부터 다발성경화증과 위암에 이르기까지 40가지 정도의 질환에 대한 유전자 위험도 또는 유전예후_{genetic risk}의 프로파일이다. 유전자검사_{genetic testing}를 실시하는 기업들도 생겨났다. 나는 이 기술의 힘을 굳게 믿는 사람이다. 우리가 기존의 리스트에다 앞으로 더 많은 질병을 추가하고 여러 가지 DNA 변수와 특정의 질병 사이에 어떤 관계가 있는지를 새로이 알게 되면, 이 기술은 지속적으로 더 큰 효용성을 발휘하게 될 것이기 때문이다. 유전자검사는 병에 걸릴 위험성에 관해 DNA가 뭐라고 말하고 있는지도 알려주지만, 마약이라든지 카페인이나 알코올 같은 물질을 당신의 몸이 어떻게 신진대사 시키는지에 관해서도 단서를 제공할 수 있다.

이런 검사들을 받으려면 수십만 원의 비용이 들 것이다. 하지만 새로운 조사 기법에 기반을 둔 당신의 소중하고 지속적인 정보를 온라인으로 얻을 수 있게 된다(유전자검사를 도와주는 기업들 중에는 개개인이 개설한 온라인 계정을 통해, DNA에 관계되는 새로운 기술이나 과학 관련 정보를 제공하는 곳도 많다). 또한 당신이 특히 취약할 수도 있는 병에 걸릴 위험성을 줄이고 의사에게 알려주어야 할 중요한 사항이 무엇인지를 알아내려면, 현재의 생활 태도를 어떻게 조정해야 하는지도 배울 수 있을 것이다. 또 당신이 특정의 약을 복용할 때 심각한 부작용이 생길 가능성은 없는지, 혹은 어떤 약이 당신한테 효과가 있을지, 혹은 당신에게 가장 이상적인 복용량은 어떻게 되는지 등을 당신의 유전자코드가 나타내주는 경우도 더러 있다. 특정 약물치료에 대해 당신이 어떻게 반응할 것인지를 미리 알 수 있다면, 담당의사와 함께 최적의 선택을 할 수 있지 않겠는가.

DNA검사가 제공해주는 여러 가지 강력한 도구 중의 하나로 '동기'를 꼽을 수 있다. 예를 들어 전체 인구 중 비만인 사람의 비율을 바탕으로 당신이 비만이 될 가능성은 30%라고 말해 줄 수는 있다. 하지만 당신한테 내가 그런 소리를 해봤자 허튼 소리밖에 안 될 것이다. 그러나 유전자를 조사해봤더니 당신의 DNA가 당신이 죽기 전에 비만이 될 가능성은 60~80%라고 알려준다면, 그건 완전히 다른 이야기가 되지 않겠는가? 체중에 영향을 주는 당신의 습관에 더 신경 쓰도록 자극을 주기에 충분할 것이다. 이걸 다르게 말해볼까? 만약 죽기 전에 치명적인 심장마비에 걸릴 확률이 90%라는 사실을 알게 된다면, 당신은 틀림없이 심장을 잘 보살피기 위해서 별의별 짓을 다 할 것이란 얘기다.

당신의 DNA 프로파일과 식구들에게 물어서 알게 된 가족의 병력을 합친다면 아주 많은 해답을 얻게 될 것이다. 저녁식사를 하면서 와인을 마셔도 좋을까? 마흔이 되기 전에 유방암검사를 위한 유선촬영(매모그러피)을 해야 할까? 최초의 대장내시경 검진을 위해 쉰 살까지 기다려도 좋을까? 지금 심장 스트레스 검사를 받는 건 좋은 생각일까? 콜레스테롤 저하제인 스타틴과 베이비 아스피린의 복용은 어떨 때 고려해야 하는가? 당뇨병을 조심해야 하는가? 나이와 관절에 문제가 생길 위험을 감안해서, 일 년에 여러 차례 마라톤을 하지 말고 하프 마라톤만 몇 번 하는 것이 좋은 아이디어일까?

의학에 있어서도 만인을 위한 만병통치라는 것은 없다. 그렇기 때문에 이러한 질문에 적절한 답을 얻을 수 있다면 큰 도움이 될 것이다.

 규칙 21

스타틴을 주목하라

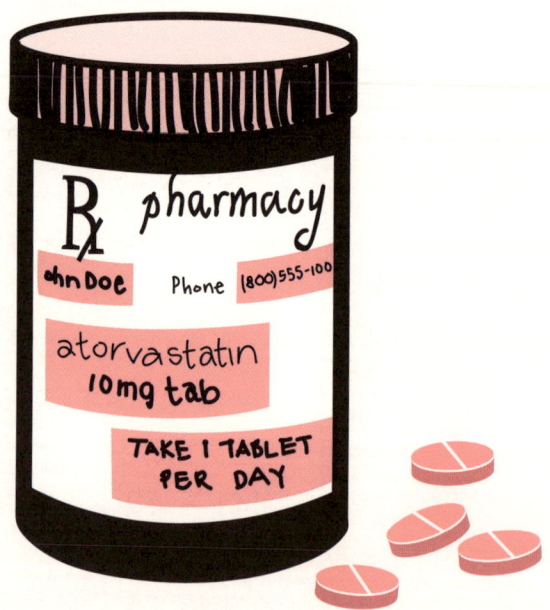

심장질환은 아직까지도 미국의 첫 번째 사망 원인으로 기록되고 있다. 그 뒤를 암과 뇌졸중이 바짝 뒤쫓고 있다. 1950년 이래 심혈관계 질환으로 인한 사망률(연령에 따른 가중치 적용)은 60~70% 줄어들었다. 스타틴(고지혈증약)의 사용을 포함한 기술이 좋아진데다 식습관, 운동, 흡연의 위험 등에 관한 교육이 잘 이루어진 덕택이었다. 그렇지만 상당수의 사람들은 여전히 고령에 접어들어, 아니 사전 예방 조치를 취하지 않으면 그보다 더 일찍 심장병, 뇌졸중, 혹은 암으로 사망할 것이다. 우리는 오랫동안 스타틴이 콜레스테롤에 대해서만 효과가 있으며, 체내의 콜레스테롤 생산을 줄여주기 때문에 심장병에 걸릴 위험성도 낮추게 되는 거라고 생각해왔다. 그러나 알고 보니 스타틴은 신체 전반에 걸쳐 큰 영향을 미치는 것으로 드러났다. 온몸에서 미쳐 날뛰면서 온갖 종류의 기능 장애와 질병을 일으키는 생물학적 프로세스가 바로 '염증'인데, **스타틴이 바로 이 염증의 발생을 낮춤으로써 전반적인 신체 환경을 바꿀 수 있는 힘이 있기 때문이다.**

여기에서 분명하게 밝혀놓자. 스타틴은 콜레스테롤의 생산에 핵심적인 역할을 맡고 있는 간 효소를 억제하는 합성물질이다. 식사 습관만으로 스스로 콜레스테롤을 통제하지 못하는 사람들의 혈중 콜레스테롤 수치를 개선하기 위해 의학계에서 가장 흔히 처방해주는 약으로, 미국 화이자의 리피터(Lipitor) 혹은 영국 아스트라제네카의 크레스터(Crestor) 같은 브랜드가 대표적이다. 스타틴은 인공적으로 합성해서 추출할 수도 있고, 홍국(red yeast rice, 누룩곰팡이로 발효시킨 붉은색 쌀)과 느타리버섯 같은 자연식품에서 분리할 수도 있다. 스타틴은 단순히 콜레스테롤에만 영향을 주는 것이 아니다.

인체의 염증반응지표(inflammation marker)가 높다면, 그것은 몸이 해로운 자극과 맞닥뜨리고 있다는 의미다. 그런 자극에는 세균에서부터 손상된 세포 혹은 자극성 물질에 이르기까지 온갖 것들이 포함될 수 있다. 이때 신체는 스스로를 보호하기 위해서 염증을 촉발시키는데, 이 염증은 혈관계, 면역체계, 그리고 상처 난 조직 내부의 다양한 세포 등을 아우르는 정교한 반응을 뜻한다. 현재 연구자들은 어떤 특정 염증과 인간의 가장 치명적인 퇴행성 질병 사이에 존재하는 교량, 즉 관련성을 찾아내고 있다. 퇴행성 질병에는 알츠하이머 병, 암, 자가면역질환, 당뇨병, 그리고 전반적으로 급속한 노화 현상 등이 포함된다. 사실상 모든 만성질환은 어쨌든 만성적인 염증과 관련이 있는 걸로 알려져 왔다.

염증을 줄여주는 스타틴의 가치를 발견한 최초의 연구는

2008년 하버드대학에서 이루어졌다. 콜레스테롤 수치는 높지 않지만 염증반응지표는 상당히 높은(그러니까 무언가 정상이 아니라는 징후, 신체가 광범위한 염증을 크게 경험하고 있다는 징후가 있는) 50세 이상의 건강한 남성과 60세 이상의 여성이 이 약을 복용하게 되면, 생전 처음 심장마비라든지 뇌졸중 혹은 다른 동맥의 문제 등을 겪을 위험성이 현저히 낮아진다는 사실을 밝혀냈다.

심혈관계에 생기는 문제의 밑바닥에 깔린 진짜 원인이 모두 콜레스테롤인 것은 아니다. 어쩌면 만성적인 염증이 그 원인일 수 있다. 우리도 이제는 그런 사실을 잘 알고 있다. 또 스타틴의 목적이 오롯이 심장 문제를 예방하는 것은 아닐 거란 점도 잘 안다. 2008년 이래 대규모 통제집단을 대상으로 한 인상적인 연구들이 수없이 이루어졌고, 암을 포함한 그 어떤 질병으로 인해서든 사망에 이르는 위험을 스타틴이 대폭 줄여준다는 결과를 보여주었다. 2012년 뉴잉글랜드 의학저널에 발표된 어느 연구에서는 무려 3만 명을 대상으로 조사해본 결과, 스타틴을 복용한 사람들이 암으로 사망할 확률이 현저하게 떨어진다고 했다.

그런데 스타틴은 아무나 복용해도 좋은 걸까? 아마도 그렇지는 않을 것이다. 하지만 당신이 40대에 들어섰다면 이 점을 의사와 한 번 논의해볼 가치는 있을 것이다. 간단하다. 다음과 같이 물어보면 된다.

"의사 선생님, 저는 스타틴 요법을 쓰면 안 되는 건가요?"

 규칙 22

'베이비 아스피린'을 복용하라

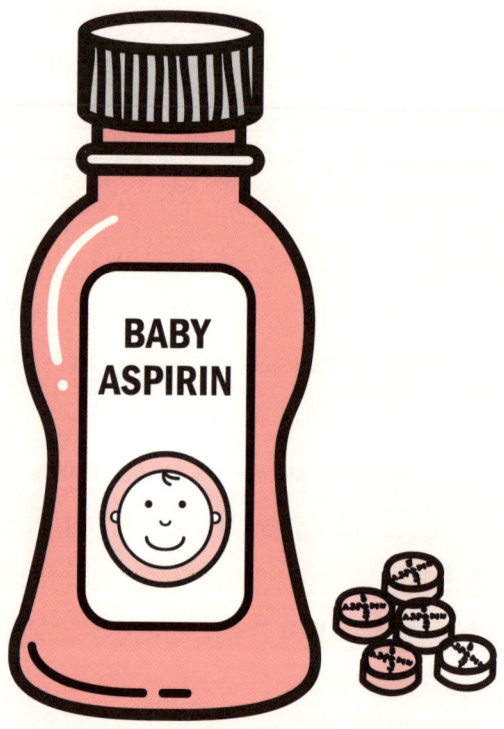

아스피린은 인류에게 가장 오랫동안 알려진 약품 가운데 하나다. 근대의학의 아버지 히포크라테스도 아스피린의 유효성분인 살리실산을 버드나무의 껍질과 잎에서 추출하여 통증과 열을 완화시키는 목적으로 이용했다. 독일 화학자 펠릭스 호프만Felix Hoffmann은 1897년에 제약사 바이엘을 위해 세계 최초로 누구나 구매할 수 있는 아스피린을 개발했다. 이때 이후로 이 신비의 약품은 효과도 좋고 믿을 수 있는 진통제로서 가치를 십분 발휘해왔다.

이제 우리는 아스피린이 단순한 두통이나 요통 수준을 훨씬 넘어서 우리 몸 전체에 폭넓게 영향을 미친다는 사실을 잘 안다. 아스피린 복용이 심혈관계 질환의 위험성을 현저하게 줄여줄 뿐만 아니라, 염증 해소의 효력을 통해서 다양한 질병을 물리치기까지 한다는 사실은 다수의 수준 높은 연구 조사에 의해 확인된 바 있다. 심지어 75mg 정도의 저용량 아스피린 혹은 저단위 아스피린(low-dose aspirin)을 매일 정기적으로 복용하면 놀랍게도 허파, 결장, 전립선 등에 생기는 악성 종양 발생의 위험까지 46%가량

줄어든다는 사실이 드러나기도 했다.

  그러니까 만약 당신이 중년의 빛나는 영광을 맘껏 누리고 있는 중이라면, 의사와 이걸 한 번 논의해보는 게 어떨까(아스피린에는 실제로 출혈 같은 부작용이 있기 때문에 꼭 확인을 해야 한다)? 아무리 주변을 둘러봐도 이것만큼 값싼 청춘의 샘을 찾을 수는 없을 것이다. 또 처방이 없어도 얼마든지 살 수 있으니 좋지 않은가!

규칙 23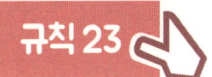

검진이나 예방주사
권유를 따르라

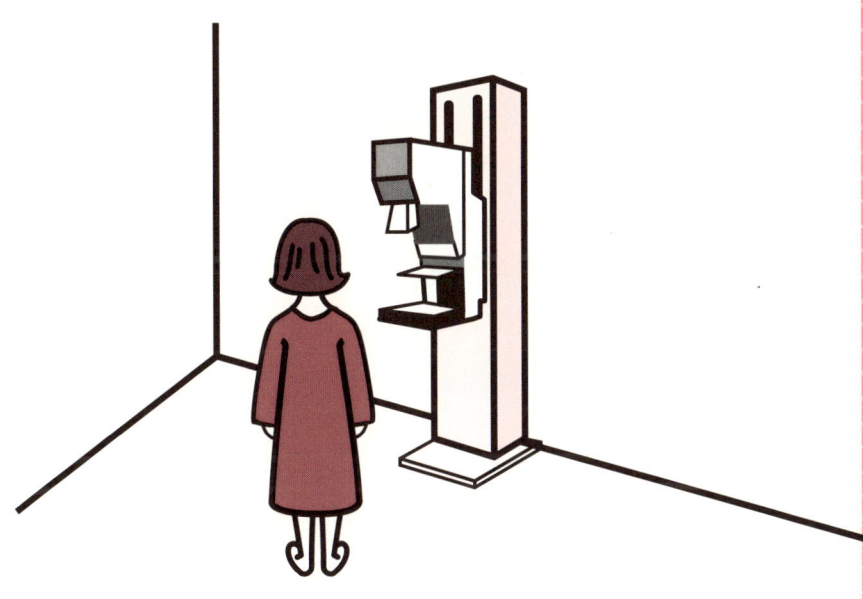

아이들이 태어나면 우리는 시계처럼 정확하게 정기검진을 받으려고 소아과를 찾고, 나아가 홍역이나 볼거리, 풍진, 소아마비 등을 예방하는 백신을 놓아달라고(정부에서 그러는 것과 마찬가지로) 줄기차게 요구한다. 왜 그런가? 그러한 예방조치가 생명을 살린다는 사실을 잘 알기 때문이다. 하지만 어른이 되고 나면 정기검진이나 예방주사 등에 게을러지고 무신경해지는 경향이 있다. 그러나 이런 것들 덕분에 예방의학의 힘이라는 것을 활용할 수 있다는 사실을 아는가?

인간에게 가장 치명적인 암을 들라면, 전립선과 폐와 대장에서 발생하는 암을 가장 흔한 것으로 꼽을 수 있다. 암으로 인한 사망 중 60%가 바로 이 세 가지 암 때문이다. 남성의 경우 간단한 혈액검사로 전립선 특이항원_{prostate specific antigen} 검사를 해보면 전립선암을 조기에 발견할 수 있다. 그다음 전립선 생체검사를 해서 일종의 고위험도 전립선암이 발생했다는 것이 드러나면, 수술이든 방사능치료든 치료의 혜택을 볼 수 있다. 폐암은 만약 담배를 끊고 간접흡연 노출을 최소화한다면, 암에 걸릴 확률을 확실히 줄일 수 있다. 또 흔히 CT촬영이라고 부르는 컴퓨터단층촬영_computed tomography_으로 가슴을 살펴보면 이 질병으로 인한 사망 가능성이 한층 더 감소될 것이다. 이와 비슷하게 대장암 역시 대장내시경검사를 통해 용종_polyp_이 암으로 발전하기 전에 이를 찾아내 제거하면 피할 수 있다. 여성의 경우 가장 많이 사망하는 암이 유방암, 폐암, 대장암 등이다. 이 암들도 마찬가지로 현재 사용하는 검진 방법을 통해 예방하고 치료하는 데 도움을 얻을 수 있다. 검진을 하느냐 마느냐가 질병으로 인한 사망 가능성에 엄청난 영향을 미치는 것이다.

남자든 여자든 심장질환이나 뇌졸중을 예방하거나 늦추는 일은 비교적 단순하고 얼마든지 실행이 가능하다. 지금까지 우리는 특정한 식사 규칙이라든지 적절한 경우에 스타틴과 베이비 아스피린을 복용하는 것이 어떤 효과를 발휘하는지 배웠다. 만약 당신이 심장질환을 앓게 될 위험성이 높다면, 즉시 실행 가능한 여러 가지 검사 중에서 스트레스 검사를 받음으로써 심장 기능을 체크할 수도 있다.

무엇보다 예방주사라든가 성인용 백신을 잊어서는 안 된다. 과학의 발달 덕분에 우리는 부모님 세대가 누릴 수 없었던 다양하고 새로운 백신의 도움을 얻을 수 있게 되었다. 그런 백신들은 우리가 백일해, 대상포진, 몇몇 종류의 폐렴, 그리고 B형 간염 같은 것들도 회피할 수 있게 도와준다. 물론 당신에게 그런 백신이 필요한지, 필요하다면 언제 필요한지 등은 당신의 나이와 위험 요소들에 따라 결정되겠지만 말이다. 하지만 어쨌든 물어보고 알아보라! 만약 청소년기의 자녀를 둔 엄마와 아빠라면 인유두종바이러스human papilloma virus 백신에 관해서도 알아봐야 한다. 아주 흔한 이 바이러스에 대해 아이들이 면역력을 갖게 해주면, 여러 가지 암에 대한 평생 위험도를 현저하게 줄이는 데 도움이 되기 때문이다.

규칙 24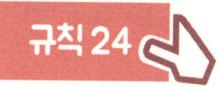

1년, 5년, 10년, 20년
건강계획을 짜라

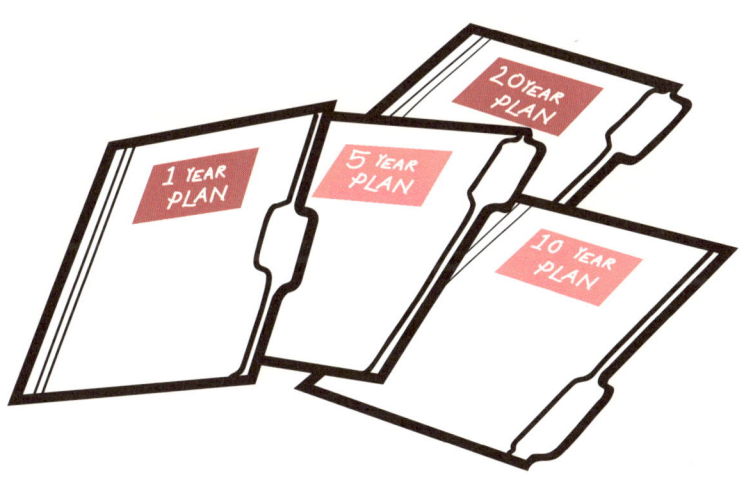

누구에게나 목표가 있어야 한다. 목표는 우리가 초점을 잃지 않게 도와주고, 무언가 오매불망 기다릴 대상을 만들어주니까. 어떤 직업이나 경력을 추구할 때, 혹은 집을 산다든지 가정을 꾸리겠다는 등의 개인적인 꿈을 추구할 때 목표를 설정하는 일이 흔하다. 그러나 건강 장수와 밀접한 연관이 있는 목표들은 어떠한가? 하물며, 터놓고 이야기해서, 그 어떤 종류가 되었든 꿈이란 것을 이룩할 수 있는 능력에 대해서는 어떤가? 좋다, 새해가 시작될 때마다 수많은 사람들이 살을 빼겠다는 결의를 한다. 하지만 인정하자. 대부분의 사람들은 그런 목표 근처에도 못 가지 않는가. 얼마 정도를 뺄 것이라고 특별한 숫자까지 정했지만 실행계획이 구체적이지 못하면 살을 빼기란 여간 어렵지 않다. 차라리 그보다는 건강을 위한 1년, 5년, 10년, 20년 계획을 짜는 편이 더 나을 것이다.

건강이란 관점에서 지금부터 20년 뒤의 당신은 어디쯤에 서 있을 것 같은가? 지금 이대로 인생을 산다면 20년 뒤 당신은 어떤 모습일까? 어떻게 보이고 싶은가? 물론 그만큼 먼 미래의 자신을 상상하기란 쉽지 않을 것이다. 그래도 내가 지금 선택하는 것에 영향을 미칠 수는 있다. 따라서 우선 계획을 짜고, 그 다음 거슬러 올라가보자. 그 여정에서 당신이 이룩할 수 있는 소소한 이정표를 세워보는 것이다.

단순히 "나 살 좀 뺄 거야"라고 말하기보다 그런 목표에 이르기 위해 취해야 할 몇 가지 조치를 넣어서 목표의 틀을 다시 짜는 거다. 예컨대 "나는 적어도 매주 5일, 매번 30분씩 운동을 할 거야" 혹은 "식단에서 가공음식의 80%를 없애버릴 거야" 혹은 "일 년에 한 번씩은 병원에 가서 정기 검진을 받겠어" 하는 식으로 말이다.

한 해가 지난 다음에, 5년 뒤에, 10년 후에, 혹은 20년이 지나면 내가 어떤 모습이고 싶은지를 생각할 때는 단순히 외적인 모습에만 구애되지 말고 생각해보라(물론 외모란 것이 전반적인 건강 상태를 여실히 보여주는 신호이기는 하지만.). 그와 동시에 당신의 가족을 잘 생각해보라. 당신은 20년이 지난 후에도 아이들에게(어쩌면 손자, 손녀들에게) 뒤떨어지지 않고 보조를 맞출 수 있겠는가? 벌써부터 만성질환의 징후를 보이는 아내(혹은 남편)를 그 때도 확실히 보살펴줄 수 있으려면 지금 무슨 조치를 취해야 할까? 나이를 감안했을 때 지금부터 5년 뒤에는 어떤 질병의 위험성에 특별히 주의를 기울여야 할까? 10년이 지난 후에 오늘을 되돌아보게 된다면, 어떤 점을 가장 후회하게 될까?

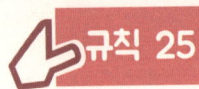 규칙 25

아플 땐
'스마트하게'

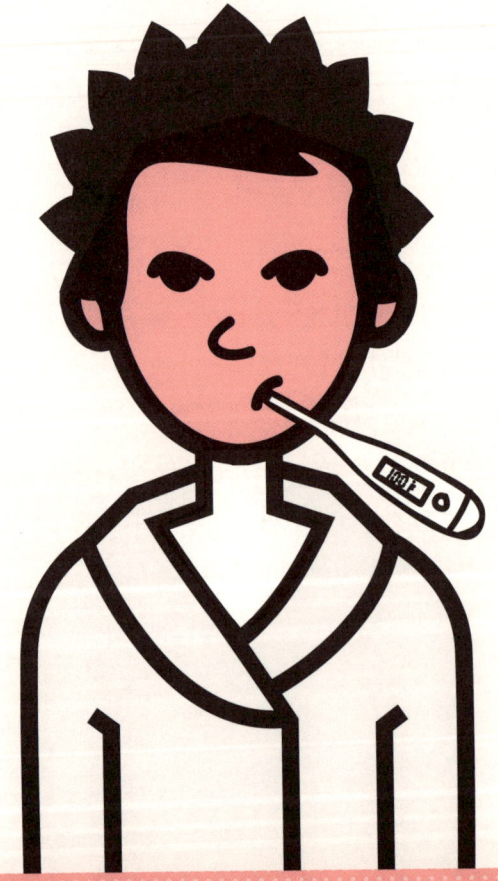

고약한 감기에 걸렸거나 장염으로 고생하게 되면, 우리는 커튼을 내리고 이불 속으로 몸을 오그린다. 우리 모두 그렇게 하지 않는가. 그렇지만 **몸이 아픈 것에 대처하는 '예술'의 하나는 가능한 한 일상생활의 리듬을 지켜나가는 것이다.** 하루 종일 컴컴한 침실에 누워 있다고 해서 능사가 아니다. 하루 빨리 회복하고 싶다면 더욱 그렇다. 우리의 림프계는 감염과의 싸움에서 중요한 역할을 하지만, 몸이 꼼짝을 하지 않고 있으면 병원균과 싸워줄 부대를 내보내지 않기 때문이다. 그러므로 몸이 좀 안 좋을 때라도 돌아다녀야 한다. 당신 몸의 생체시계를 햇빛에 노출시켜 그 시계가 멈추지 않고 시간 맞추어 돌아가도록 하라. 해가 이미 넘어간 저녁시간 같은 분위기를 만들지 않도록 해야 한다. 그렇지 않으면 당신의 몸은 24시간 주기 리듬을 잃고 삐걱거릴 것이다. 아픈 것 극복하기도 힘든데, 생체리듬을 되찾는 과제까지 떠안아야 할지 모른다.

감기 초기 증세를 느낀다면, 예를 들어 목이 칼칼해지기 시작한다든지 한다면 일찌감치 아연정제_{zinc lozenges}를 빨아먹는 게 좋을 것이다. 좀 더 상세하게 말하자면 감기 퇴치에 가장 효과적인 금속의 일종인 초산아연_{zinc acetate}을 복용하라는 말이다. 감기의 지속을 감퇴시키는 것으로 드러난 거의 유일한 물질은 에키나시아♥나 비타민 C가 아니라 바로 아연이다. 그 아연을 입안에 넣고 녹이는 거다.

이때 씹거나 꿀꺽 삼키면 아무런 소용이 없다. 아연은 입속의 혈관을 통해 흡수되어야 한다. 하루에 75mg 정도가 적당하다. 대충 두어 시간마다 한 알을 복용하는 셈이다. 아울러 허브 차라든가 꿀과 레몬을 넣은 따뜻한 물을 자주 마시자. 그 달콤하고도 신 맛이 침을 고이게 하여 목과 사이너스♥♥를 말끔히 뚫어주기 때문이다. 또 따뜻한 음료는 콧속, 입속, 목구멍 속의 점막을 편안하게 해서 자극을 줄여준다.

혹시 감기가 들었다고 생각되면 지체 없이 의사에게 연락하여, 진찰을 받도록 하라.

♥ echinacea : 국화과에 속하는 식물군이다. 북아메리카 원산으로 감기 치료에 효과가 있는 것으로 알려져 자연요법으로 활용된다.
♥♥ sinus : 부비동. 콧구멍 바로 옆에 있는 뼛속의 공간으로, 부비강 혹은 코곁굴이라고도 한다. 굴처럼 만들어져 공기로 가득 차 있다.

만성질환의 관리

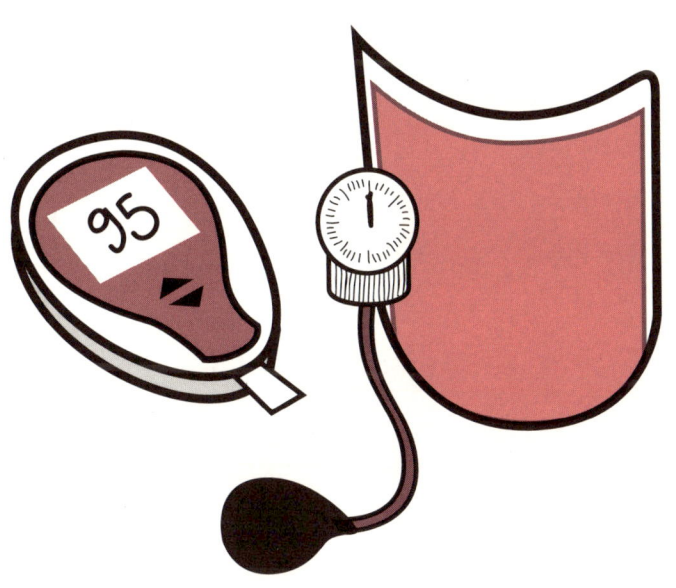

만성질환은 보통 문제가 아니다. 아마도 사태가 악화되기까지 기다리고 싶은 사람은 없을 것이다. 만성질환은 미연에 싹을 잘라버리는 편이 훨씬 쉽다. 한번 때를 놓치면 되돌릴 수 없는 병이 많기 때문이다. 하지만 당신의 나이와 병력에 적합한 혈액검사와 진단을 거치지 않는 한, 사전에 적극적으로 몸을 보살피기란 불가능하다. 또한 이제는 백신도 많이 개발되어 대상포진처럼 최근에야 널리 알려진 질환을 비롯해 여러 가지 병을 예방하는 데 도움을 얻을 수 있다.

제발 그런 일이 없어야겠지만 만약 당신이 잠깐이든 남은 평생 동안이든 무언가 만성적인 질병에 걸리게 된다 하더라도, 느슨해지고 태만해서는 안 된다. 계속 상황을 장악해야 한다. 만성질환을 관리하기 위해 요구되는 바를 수행하는 정도는 그 질환의 심각한 정도에 달려 있을 것이다. 예를 들어서 만약 당신이 생존을 위해서 하루도 빠짐없이 인슐린을 맞아야 하는 제1형 당뇨병 환자라면, 한 치의 오차도 없이 정확하게 질환을 관리해야 할 것이다. 그러나 만약 징후가 비교적 조용한 제2형 당뇨병이 의심되는 정도라면, 아직은 위험 구역에 들지 않았기 때문에 그렇게까지 조심하지는 않을 것이다. 그렇지만 어떤 질환이든 상태가 나빠지는 것을 무심하게 대한다면, 그 결과는 치명적일 수 있고 심하면 뼈아픈 대가를 치러야 할 수도 있다.

한마디만 더 하겠다. 의학의 발달로 이제 여러 가지 질환을 치료하는 약품이나 요법이 얼마든지 있다고 해서, 목숨을 부지하기 위해 약이나 치료법에 의존하는 꼴이 되고 싶은가? 약에 의존하게 되는 것은 소홀함의 결과인 경우가 많다. 이런저런 질환의 관리법에 완전히 통달하는 법을 배우자. 질환의 진행을 예방하거나 늦출 수 있도록 말이다. 어떤 경우에는 그런 질환을 완전히 역전시키거나 제거하는 것도 가능할 것이다. 어떤 질환이 존재한다는 것 자체(당신의 병과는 전혀 상관없는 영역까지 포함해서)가 우리 삶의 모든 영역에서 건강한 생활태도를 지켜야 함을 상기시켜준다. 바로 그 사실에서 용기를 얻자.

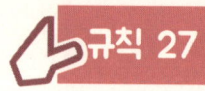

의사는
당신의 파트너

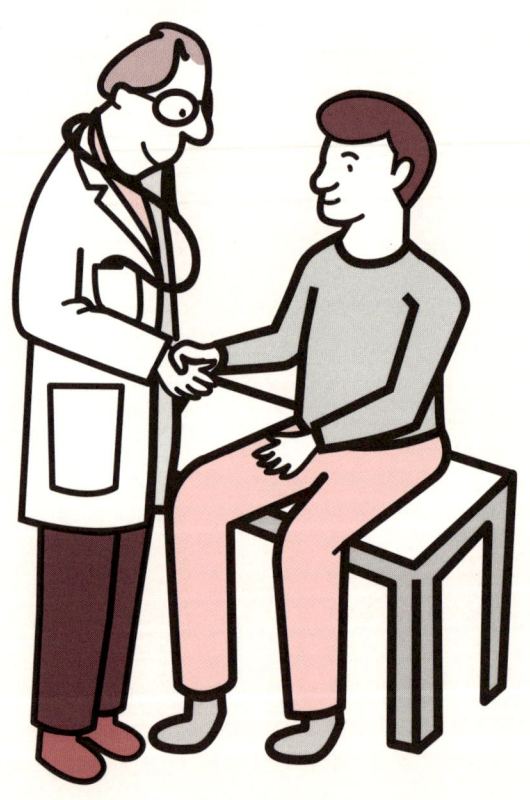

병에 걸린 다음 하는 치료가 아니라면, 최상의 건강과 장수를 위한 열쇠는 예방이다. 그러니 만일 당신이 아직 건강진단을 위해서 의사와 상담하지 않았다면(일시적인 감기라든지 식중독 같은 것을 치료하기 위해 잠깐 들르는 것은 의사와 상담하는 게 아니다), 지금 바로 약속을 잡아라. 필요한 검사라든지 백신 혹은 당신의 나이와 병력에 적절한 검진 등을 포함한 종합검사를 받도록 계획을 잡아야 한다.

　당신이 알고 있는 바를 의사에게 말해주는 것은 의사가 알고 있는 것보다 훨씬 더 중요하다. 그러나 불행하게도 21세기 의료의 경제학은 점점 더 많은 의사들이 환자들과 얼굴을 맞대는 시간을 줄어들게 하고 있다. 결국 그런 시간을 최대로 만들어내는 것은 당신의 몫이다. 지금 혹은 미래에 당신이 걱정하게 될 문제에 대하여 있을 수 있는 모든 해결책을 얻어내려고 의사가 당신한테 생각할 수 있는 모든 질문을 할 거라고 생각하면 안 된다. 당신이 의사와 얼굴을 맞대기도 전에 이미 경험할 수 있는 징후와 조짐은 너무나도 많다. 투자한 주식들의 시시콜콜한 세

부사항에 대해서는 잘도 신경을 쓰면서, 당신 자신에 대해서는 무관심하다. 왜 그러는가? 그렇다, 우린 누구나 신속한 치료를 원한다. 나도 안다. 정보는 넘쳐나서 우리를 짓누른다. 수많은 책임과 의무 사항이 압도적이라, 우리의 건강에 관한 결정은 의사 같은 제삼자에게 믿고 맡기고 싶은 지경이 되고 만다. 하지만 분명히 말해두겠다. 건강은 그렇게 해서 얻을 수가 없다.

또 한 가지 권하고 싶은 일은 의사를 만나러 갈 때 가까운 친구나 식구들이랑 함께 가라는 것이다. 그렇게 하면 책임감도 좀 더 생기고, 다른 사람들 귀도 있으니 얻는 정보도 더 확실해진다. 의사를 만나러 갈 때, 특히 무언가 잘못되어 있는 상황에서는 바람직하고 이상적인 마음가짐을 갖지 못하는 사람이 많을 수밖에 없다. 만약 누군가와 동행하면 병원에 가는 것도 좀 더 견딜 만하고, 다른 때 같으면 잊어버릴 것도 상세하게 기억할 수 있을 것이다. 그게 안 된다면 의사와의 대화를 녹음할 기기를 가져가는 것도 좋다. 스마트폰에도 녹음 기능이 있고, 그런 기능이 없더라도 전화기를 녹음기로 바꿔주는 앱이 있다.

오늘날의 의료는 "의사가 가장 잘 알지!"라는 전통적인 가부장식 의사결정(의료진이 환자 대신에 주요한 결정을 내리던 환경)에서 마침내 벗어나고 있다. 의사결정 형태가 '정보에 기반을 둔 선택' 혹은 '의사결정의 공유' 쪽으로 서서히 바뀌고 있어서, 환자가 자신의 목표와 가치관과 위험을 받아들일 용의에 의거해 최종 결정을 내린다.

오늘날 의료 과정에서 내려지는 많은 결정은 누군가의 가치

체계를 기반으로 내려진다. 그렇기 때문에 당신의 의견과 신념이 반드시 존중을 받을 수 있도록 하라. 어떤 질병의 특정한 단계를 치료할 때 '단 하나의 올바른' 결정이 존재하는 경우는 거의 없다. 관찰이든 투약이든 수술이든 혹은 그런 것들을 결합한 것이든, 올바른 결정은 의사와 당신이 함께 도달하는 것이다. 그러므로 당신이 어떤 의사와 솔직하고도 편안하게 대화를 나눌 수 없다면, 다른 의사를 찾아보는 게 좋을 것이다.

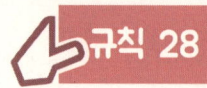 규칙 28

몸의 코어를 튼튼하게, 자세는 올바르게

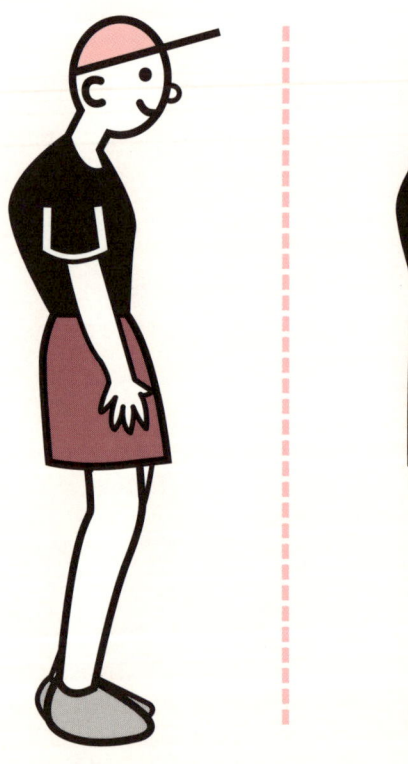
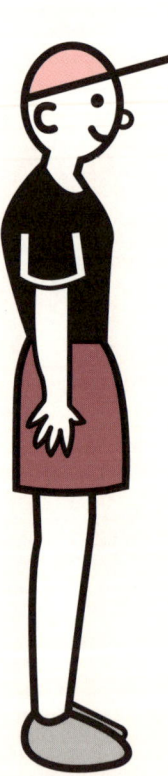

누가 어떻게 몸을 움직이는지(거동하는지)를 보기만 해도 그 사람에 관해서 많은 것을 알 수 있다. 마치 늙은이처럼 등을 구부리고 다니는가? 무슨 우울증에라도 걸린 듯 머리를 푹 숙이고 구부정한가? 아니면 꼿꼿이 몸을 세운 채 가슴은 내밀고 만면에 미소를 띠고서 온 세상과 맞부딪힐 각오가 된 것처럼 걷는가? 자세가 올바르고 당당하면 누구나 한층 더 젊고, 날씬하고, 자신만만하게 보일 수 있다. 그렇다고 이런 것들이 허영심을 위한 것만은 아니다.

올바른 자세를 유지하는 것은 어쩌면 더욱 건강하게, 더욱 오래, 더욱 즐거운 인생을 이룩하는 초특급 비밀인지도 모른다. 자세가 형편없으면 목과 등에 온갖 종류의 문제가 생길 수 있다는 걸 잘 알지 않는가? 코어_{core}(중심)가 약해서 그런 일이 생기기 십상인데, 어떤 연령에서든 바로 그것이 척추 질환을 일으키는 가장 커다란 위험 요소다. 또한 나쁜 자세는 두통, 턱관절 장애, 관절염, 혈액순환 불량, 근육통, 호흡곤란, 소화불량, 변비, 관절 강직, 피로, 신경질환, 그리고 전반적인 신체기능 저하 등의 원인이 될 수도 있다.

그뿐인가? 위험은 거기서 끝나지 않는다. 예컨대 소위 척추후만증hyperkyphosis으로 알려진 문제(머리와 어깨가 앞으로 나오고 등이 뒤쪽으로 굽어버린 자세)를 갖고 있는 사람들은 보통 자세를 유지한 사람들보다 폐질환으로 사망할 확률이 2배 높고, 죽상동맥경화증atherosclerosis으로 사망할 확률은 2.4배나 높다는 사실이 충분히 증명되었다. 게다가 그런 사람들은 건강한 자세를 가진 사람들보다도 어떤 원인으로든 사망할 확률이 1.44배 높다. 아주 약간의 척추후만증이 있어도 치명적일 수 있다.

기억해두자. 자세란 것은 우리의 정서에도 영향을 미친다. 그것은 흔히 얼굴 표정과도 관련되어 있기 때문에 무의식적으로 우리 감정을 좌우할 수 있다. 몸을 쭉 펴고 꼿꼿이 서 있으면 자신감이 넘쳐흐른다. 이것은 우리가 스스로에 대해서 뿌듯한 느낌을 갖고, 낙관적인 외모를 지닐 수 있도록 도와준다. 완벽하게 좋은 자세는 튼튼한 중심에서 시작된다. 그렇다고 조각한 듯 환상적인 복근이 필요한 것은 아니지만, 이 중심 영역을 강화하는 운동을 해야 한다.

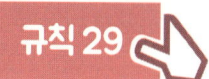

스마일!

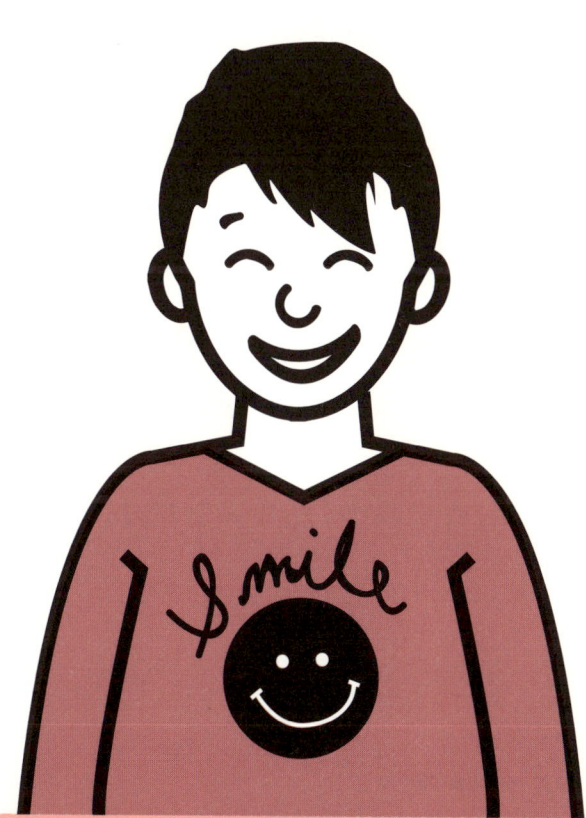

힌트 한 가지! 어떤 상황에서든 미소는 당신의 기분을 '업' 시켜준다. 미소라는 행동 자체가 고통을 없애주고, 뇌가 행복해지는 엔도르핀과 세로토닌의 분출을 촉발하기 때문이다. 뿐만 아니라 미소를 짓는 데는 17개의 근육이 필요하고, 찡그리는 데는 43개의 근육이 움직여야 한다고 한다. 그렇기 때문에 미소가 훨씬 더 쉬운 것이다.
 그렇다면 미소에 그칠 게 아니라 소리 내어 웃기까지 하는 게 어떨까?

규칙 30

열정을
추구하라

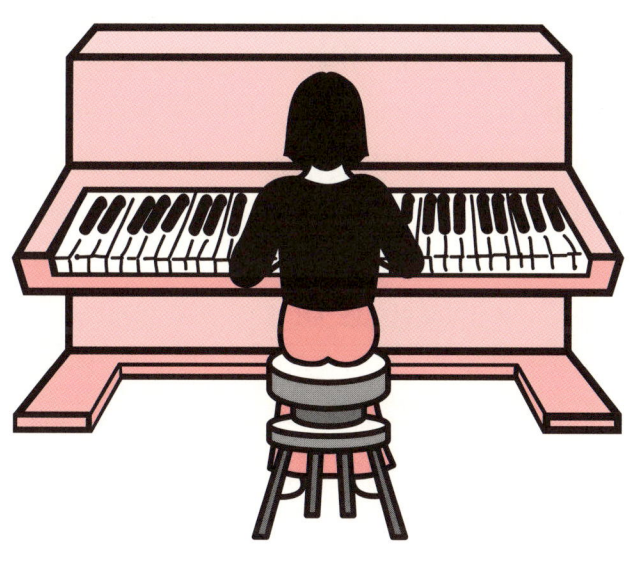

나는 대학 시절에 조정을 했었다. 얼마 후, 20대를 넘기고 몇 년이 지나서 테니스와 승마와 요가를 배우기도 했다. 이렇게 나이가 들어가면서 취미를 바꾸는 게 참 좋다. 몇 십 년에 걸친 내 몸의 변화를 존중해주면서, 동시에 맥이 탁 풀리는 일 없이 열정적으로 살아갈 수 있으니까. 현재의 취미생활은 대개 아이들을 중심으로 해서 이루어지고 있다. 늙어가면서 취미도 진화할 것이며, 나도 시간이 흐르면서 변화를 겪게 될 것이다.

어쨌거나 움직이고 놀려고 하는 우리 몸의 물리적인 욕구부터 다른 사람들과 소통하면서 스포츠를 즐기려는 정서적인 욕구에 이르기까지, 여러 모로 우리를 만족시켜주는 취미활동을 다양하게 개발하는 것이 중요하다. 만약 당신이 젊었을 때 마라톤 주자였다 하더라도, 중년에 가까워지면 계속 그런 달리기를 하는 건 무리가 아니겠는가. 그럴 땐 무릎이나 관절을 덜 혹사시키는 새로운 운동을 시작하는 것이 현명할 것이다.

그러니까 요점은 포기하지 않는 것이다. 새로운 취미를 발굴하거나 악기, 요리, 정원 가꾸기 같은 걸 배운다든지, 똑같은 보상을 얻을 수 있으면서 당분간 지속할 수 있는 또 다른 열정의 대상을 추구해보는 게 좋다. 어찌 되었건 금세 때려치울 활동이나 극도로 비실용적인 활동은 선택하지 않도록 하자. 예를 들어 일흔이 되어서 스카이다이빙을 해보겠다고 나서지 말고, 차라리 동네 요가 학원을 알아보거나 아파트 주민센터의 댄스 교실에 등록하는 게 어떨까.

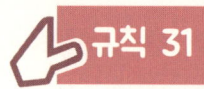
규칙 31

긍정적으로 살라

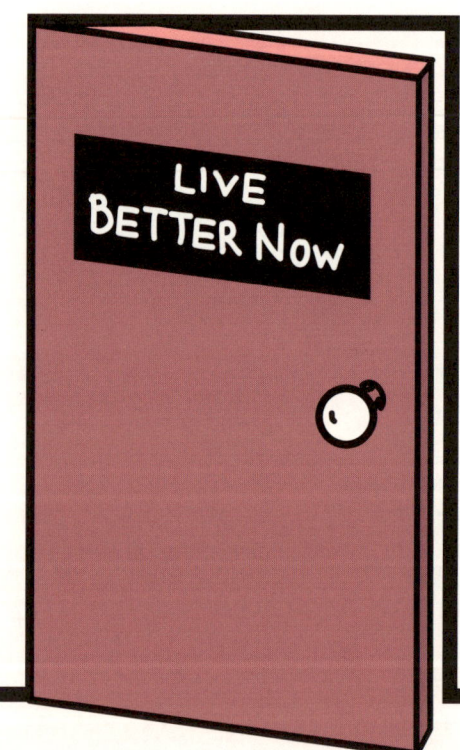

나는 인간의 삶에서 희망과 낙관이 강력한 힘이라는 것을 믿어 의심치 않는다. 다른 것도 그러하겠지만, 어떻게 생각하느냐가 우리의 경험(그게 좋든 나쁘든)을 결정한다. 그리고 다른 어떤 경우보다 건강에 관해서는 이 말이 진실이다. 스스로의 건강에 믿음을 갖느냐 갖지 않느냐는 우리 몸의 건강과 떼려야 뗄 수 없는 관계가 있다. 만일 내가 좀 더 건강할 수 있다고 믿는다면 어떻게 되는지 아는가? 정말 건강해질 것이다.

이러한 생각을 실험해본 가장 극적인 연구는 역시 플라시보 치료일 것이다. 건강에 관해서 진짜 문제가 있는 사람들에게 일체 알리지 않고 가짜(플라시보) 치료를 했더니, 진짜 치료를 받은 사람과 마찬가지로 문제가 개선되더라는 사실을 알려준 실험이었다. 이 플라시보 효과는 온전히 긍정적 신념이라는 체계에 관한 것이다. 이 등식의 반대쪽에는 부정적 신념이 발휘하는 힘을 보여주는 이야기들이 있다.

그중에서 특히 유명한 것이 바로 1974년 샘 론드라는 사람이 식도암 진단을 받았던 사건이었다. 당시에는 그런 판정을 받으면 사망선고나 다름이 없었기 때문에, 치료를 하다가 몇 주일 후에 그가 사망했을 때 아무도 놀라지 않았다. 그러나 시신을 부검한 결과 샘 론드가 식도암에 걸리지 않았음이 밝혀지자, 의료계는 큰 충격을 받았다. 말기 암에 걸렸다는 생각만으로도 때이른 죽음을 맞을 수 있단 말인가?

물론 온 세상이 다 아는 이 이야기의 세부사항이 빠짐없이 진실인지는 여전히 논쟁의 대상이다. 하지만 '생각의 힘'을 증명해주는 다른 여러 가지 일화들을 비교해보면 거의 비슷비슷하다. 나 자신도 스스로에 대해 자신감을 가지는 환자들과 그렇지 못한 환자들 사이에 나타나는 드라마틱한 차이를 종종 목격한다. 일반적으로 말하자면 낙관적으로 인생에 접근하는 사람들이 임상실험에서 훨씬 좋은 결과를 보인다. 이와는 반대로 만약 자신이 '내리막길'에 있으며 고통만 받다가 머지않아 죽을 거라고 믿는다면, 그런 자기충족적인 예언의 희생물이 될 가능성이 높다. 이러한 예와 마찬가지로 만약 당신이 고난을 무릅쓰고 극복하여 장수를 누릴 것이라고 믿는다면, 바로 그렇게 될 확률이 높다는 얘기다.

당신의 인생관을 긍정적으로 드높일 수 있는 방법은 아주 많다. 틀이 잘 잡혀 있고 이신론적_deistic_인 종교들도 도움을 줄 수 있지만, 세속적인 신념의 체계도 인생관을 긍정적으로 만들 수 있다. 어쨌든 당신에게 필요한 것은 형언할 수 없는 고통을 좀 더 너른 맥락에서 볼 수 있게 도와주고, 당신을 좀 더 높은 차원으로 각성하도록 만드는 체계다. 또한 그런 체계는 당신에게 공동체에 속해 있다는 소속감과 다른 사람과 연결되어 있다고 느끼게 해주고, 그 자체로 힐링(치유)이 된다.

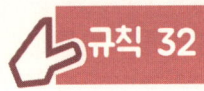

규칙 32

미숙한 운동이나 활동에 집중하라

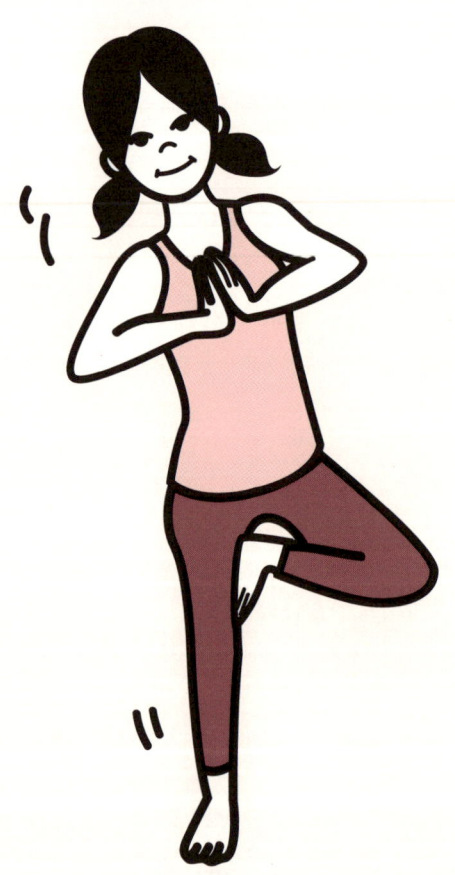

개선의 여지란 언제나 있는 법이다. 당신이 정말로 끔찍이도 싫어하는 일이라든가 전혀 동기를 부여해주지 못하는 일을 억지로 하라고 부탁하는 게 아니다. 그렇지만 당신이 평소에 느긋하게 여기는 쾌적한 영역을 벗어나 무언가를 시도할 때 발견할 수 있는 것은, 그야말로 당신에게 놀라움을 선사할 것이다. 이것은 여러 가지 건강한 방식으로 당신의 몸과 두뇌를 동시에 자극할 것이다. 우리는 항상 익숙해져 있는 활동, 우리 몸이 잘 다루고 잘 길들여져 있는 활동에만 집착하는 경향이 있다. 그러나 **새로운 것에의 도전은 우리의 마음을 날카롭게 벼려주고 우리의 몸을 더 건강하게 만든다.** 익숙하지 않은 활동들을 하게끔 스스로를 부추길 때, 우리는 실제로 우리 뇌가 더 열심히 생각하도록 만들고 우리 몸이 색다른 상황에 적응하지 않을 수 없도록 만드는 셈이다.

수영에 영 소질이 없는가? 주저하지 말고 물로 뛰어들어 오늘 몇 바퀴를 더 돌 수 있는지, 내일은 좀 더 오래 헤엄칠 수 있는지 알아보자. 그러면 당신의 몸은 자극을 받을 것이고, 행동을 목말라 하면서 잠재되어 있던 근육도 활성화될 것이다. 열 명이 모이는 파티를 위해서 모든 음식을 만들어본 적이 없다고? 당장 나가서 요리강습에 등록을 해보는 게 어떨까? 그렇게 하면 한동안 기지개를 펴지 못했던 당신 뇌의 창의 영역이 요동을 칠 것이다. 손을 뻗어도 발가락에 닿지 않거나 한쪽 발만으로 균형을 잡을 수 없다고? 그렇다면 좀 더 '스트레칭'하는 데 초점을 맞추고 몸의 균형 잡기에도 신경을 쓰자. 나이가 들어갈수록 통상적인 활동을 계속하기 위해서는 유연성과 균형 감각이 필요할 테니 말이다.

이렇게 내가 어떤 활동에 능숙하지 못한지를 알아냄으로써 우리 몸의 약점들을 개선시킬 수 있다. 동시에 앞으로 점점 더 좋아하게 될 취미까지 계발하게 되어 재미를 찾을 수도 있을 것이다.

눈과 귀를
잘 보호하라

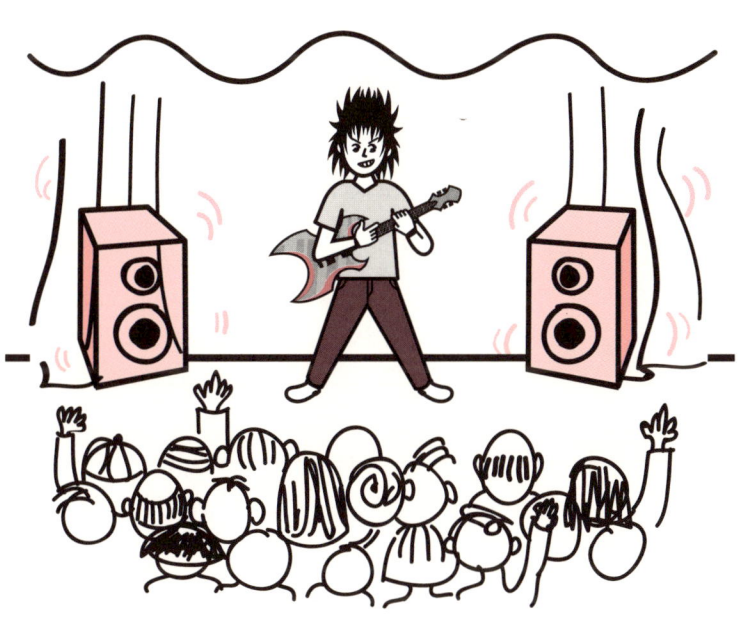

우리는 오감이 제대로 작동되고 있는 한, 그런 감각을 그저 당연한 것으로 치부한다. 그러나 우리 삶의 질이 얼마나 그 오감(듣고, 만지고, 맛보고, 냄새 맡고, 볼 수 있는 것)에 의존하고 있는지 제대로 인식하지 못한다. 게다가 오감 중 한두 개의 감각이 특별해서 엄청난 즐거움을 누리거나, 큰 이익을 보는 사람들이 많다. 예컨대 자신의 기술을 발휘하려면 날카로운 시력과 촉감을 가져야 하는 외과 의사를 생각해보라. 혹은 섬세한 미각과 후각에 기대어 음식을 만들고 상을 타는 요리사는 어떠한가? 또 소리를 듣기 위해 귀를 기울이고 악기를 연주하기 위해 손의 감각을 사용하는 작곡가도 마찬가지다.

이처럼 중요한 감각은 오랜 시간에 걸쳐 보호하고, 조금이라도 변화가 감지되면 의사와 상의할 수 있도록 지속적으로 지켜봐야 한다. 그렇게 한다면 나이가 든다고 감각을 상실하는 일은 피할 수 있다. 특히 귀와 눈의 감각은 어떤 생활방식을 선택하느냐에 따라서 달라질 수 있다.

한창 젊었을 때 좋아서 다녔던 요란한 록 콘서트라든지, 밖에 나가서도 선글라스를 끼지 않았던 숱한 날들이야 어쩔 수 없다고 치자. 하지만 앞으로는 좀 더 잘 관리할 수 있다. 헤드폰을 끼고 음악을 들을 때 볼륨에 신경을 쓰는가? 햇빛을 즐기러 나갔을 때 애써 눈을 보호하는가? 더 오래 눈을 청결하게 유지하고 귀가 소리에 민감하게끔 지켜주면 지켜줄수록, 치료나 진료를 받지 않더라도 더욱 오래 보고 듣는 것을 즐길 수 있다.

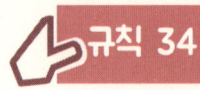 규칙 34

양치질과 발 씻기를 잊지 말라

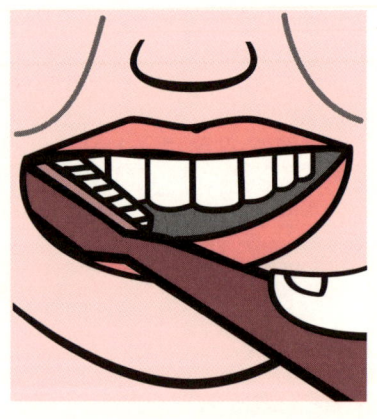
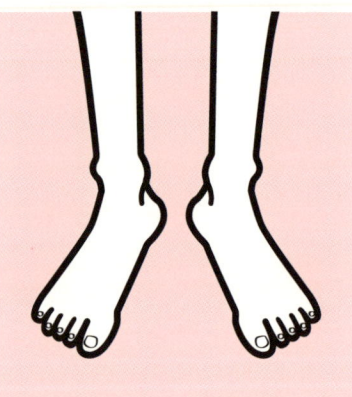

여러 해 전에 어떤 학자들은 잇몸 질환이 심장병으로 이어질 수 있다는 주장을 폈다. 그 둘은 서로 아무 상관이 없을 것처럼 보이겠지만 과학자들은 염증에 반응하는 혈액 내 물질에 의해서 심장이 약해질 수 있으며, 만성적인 잇몸 질환은 지속적으로 염증을 일으킨다는 사실을 믿는다. 따라서 적어도 하루에 한 번씩 치실로 이를 닦는 것flossing(플로싱)은 좋은 아이디어다. 그것은 치아와 잇몸을 보호하고 인체의 전반적인 염증을 낮추는 데 커다란 도움이 될 뿐만 아니라, 무엇보다 전통적이고 훌륭한 위생 유지법이다.

나이 든 사람들이 가장 크게 후회하는 것 중 하나가 젊었을 때 이빨과 발을 제대로 보살피지 않았다는 것이다. 이걸 증명하는 데 무슨 대단한 과학이나 연구가 필요한 것도 아니다. 그런 사실은 대규모 여론조사에서도 드러나고, 고령자들과 많은 시간을 함께하는 사람들의 개인적인 이야기를 들어봐도 알 수 있다. 치아와 발의 건강 상태가 나쁜 채로 그냥 두면 커다란 비극을 초래한다. 구강 건강이 불량하면 이빨이 썩을 수 있고, 더 고약하게는 이빨이 모두 빠져버릴 수도 있다. 또 발을 제대로 보살펴주지 않으면 건막류(무지외반증), 티눈, 사마귀, 그밖에 여러 가지 발에 가해지는 고통을 야기해서 걷기조차 어렵고, 심하면 걷지 못할 수도 있다. 그뿐인가? 발에는 당신이 그야말로 '어디에 있는지'를 알려주는 수천 개의 수용기receptor가 들어 있다. 대다수는 균형감각과 걷기 능력에 기여하는 수용기다. 인체의 뼈 중 무려 1/4가량이 두 발에 자리 잡고 있는데, 상당히 복잡하게 이루어져 있다. 그리고 치아와 두 발이 우리를 둘러싸고 있는 세계와 연결시켜주는 주된 고리 역할을 한다는 사실을 잊지 말자. 우리는 치아를 이용해서 영양을 섭취하고, 발을 이용해서 살아가는 동안 길을 찾는다.

그러니 이 둘을 잊지 말자. 적어도 일 년에 한 번은 치과에 가자. 혹시 당신의 치아가 이런저런 문제에 취약하다면 적어도 두 번은 치과를 방문하도록 하자. 치과의사 역시 당신의 헬스케어를 위한 파트너이며, 당신의 치아 상태를 말해줄 수 있다. 올바른 양치질, 플로싱, 가장 좋은 치약과 칫솔 등에 관해서 거리낌 없이 물어보자. 그리고 혀의 건강과 위생을 챙기는 것도 잊지 말자. 혀는 인체의 모든 근육 가운데 한쪽 끝이 어딘가에 부착되어 있는 유일한 근육이다. 당신이 치과 의자에 누워 시간과 돈을 써가면서 불편한 치과 진료를 받는 일이 없도록 예방해주기만 한다면, 최근에 나온 전동칫솔도 투자할 가치가 있다.

발 마사지를 좋아한다면 가끔은 돈을 아끼지 말고 마사지를 받도록 하자. 발에 뭔가 기묘하게 생긴 것이나 몹시 아픈 것이

불거져 나온다든지, 변색된 곳은 없는지 지켜보자. 그런 게 있으면 반드시 바로 치료해야 한다. 구두는 품질 좋고 편안한 것으로 고르라! 자신 있게 말하지만, 언젠가는 당신의 치아와 발이 고맙다고 할 것이다.

심폐소생술을
배워라

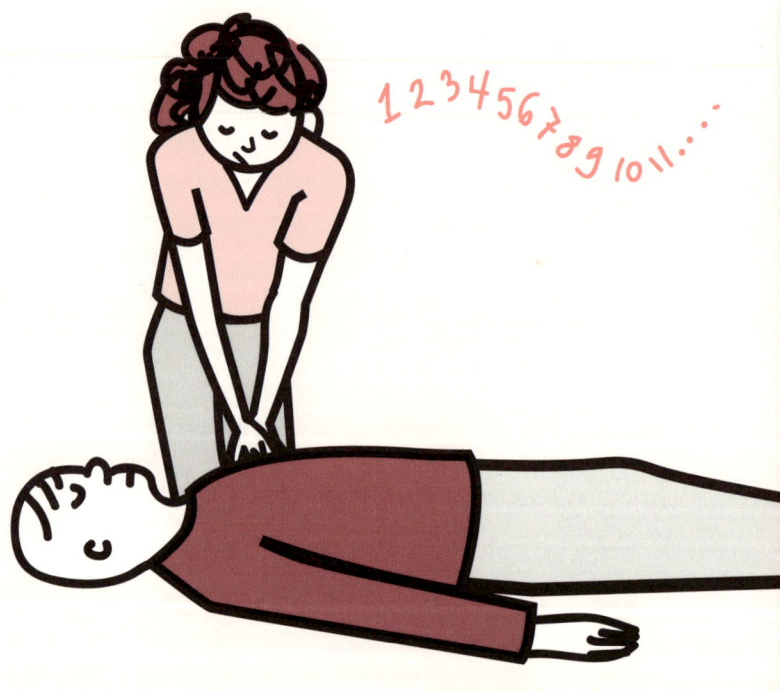

여기서 당신에게 인명 구조 기술을 가르칠 생각은 없다. 하지만 어쨌든 심폐소생술CPR을 배우길 바란다. 미국 심장협회*와 수많은 지역사회 센터들이 연중무휴로 이에 관한 강좌를 개최한다. 등록해서 배우고 자격증도 얻도록 하자. 언제 써먹게 될지 아무도 모를 일이니까.

　무엇보다 좋은 것은 지금 열리고 있는 대부분의 강좌에서는 제세동기(defibrillator, 심실세동, 심방세동, 심방조동, 심실빈박 등의 부정맥을 보이는 심장에 고압전류를 단시간 통하게 해서 정상적인 맥박으로 회복시키는 기기)의 사용법, 기도폐쇄에 대처하는 방법, 호흡이 멈춘 갓난아기의 회복 방법 등을 가르치고 있다는 점이다. 게다가 기껏해야 토요일 반나절만 투자하면 된다. 힘들게 공부하거나 훈련을 받거나 시험을 치지 않아도 되지만, 할 수 있으면 정말 훌륭한 기술이니까 말이다.

------

*한국에는 대한심폐소생협회(www.kacpr.org)가 있어서 의료인과 일반인을 대상으로 CPR 교육을 실시하고 있다.

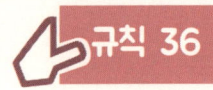

규칙 36

휴대용
비상구급함을
준비하라

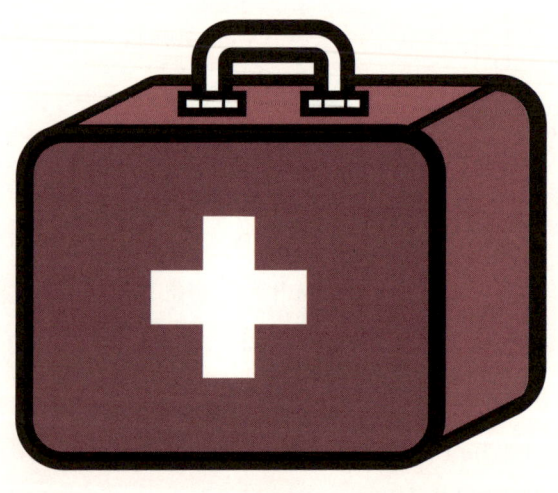

재앙은 언제 어디서 닥칠지 모른다. 회오리바람, 태풍, 눈보라 등의 심술궂은 기후부터 지진, 격심한 해일, 방사능 낙진, 그리고 9·11 테러 같이 암울한 날들에 이르기까지, 예기치 못한 재난은 미리 대비함으로써 그 충격을 완화할 수 있다. 준비가 잘 되어 있으면 재난이 닥쳐도 살아남고, 회복하는 데도 도움을 얻을 수 있다. 만약 실제로 재난이 닥쳤을 경우 어디서 모일지, 서로 어떻게 비상연락을 취할 것인지 가족들과 미리 계획을 짜두어야 할 것이다. 그리고 기억해두자. 휴대전화는 작동되지 않을 가능성이 높고, 설사 작동된다 해도 충전할 방도가 없다면 오래 가지 않을 것이다.

미국의 경우는 'Ready.gov(www.ready.gov)' 같은 사이트를 방문하면 재난을 대비해 비상구급함을 어떻게 만들며, 어떻게 재난에 대비하는지에 대한 많은 정보를 얻을 수 있다. 연방비상관리국(FEMA; Federal Emergency Management Agency)에서 제안하는 바를 따르자면 미리 갖추어두어야 할 중요하고 기본적인 사항은 다음과 같다.

- 최소 3일분의 물(식수용 및 위생용으로 1인당 하루 약 3.8리터)
- 최소 3일분의 상하지 않는 음식
- 배터리로 작동되거나 손으로 돌려 사용하는 핸드크랭크 라디오, 재난이 발생하면 경보를 울리는 노아기상방송▼(NOAA weather radio), 여분의 건전지
- 손전등 및 여분의 건전지
- 비상구급함
- 구조를 요청하기 위한 호루라기
- 오염된 공기를 걸러줄 수 있는 방진 마스크, 대피소에서 쓸 플라스틱 판과 강력접착테이프(덕테이프)
- 물수건, 쓰레기봉투, 개인의 위생처리를 위한 플라스틱 끈
- 전기를 끄거나 물을 잠글 수 있는 렌치나 펜치(플라이어)
- 음식물이 담긴 깡통을 열 수 있는 수동식 오프너
- 주변 지역의 지도
- 휴대전화와 충전기, 인버터, 혹은 태양광 충전기

당신이 처한 상황을 감안해서 추가로 다음과 같은 물품들을 준비해도 좋다.

- 처방약품(1주일 정도 사용할 수 있는 양), 안경, 콘택트렌즈
- 유아용 유동식과 기저귀
- 애완동물을 위한 음식물과 여분의 물

▼ 국립해양대기관리청(National Oceanic and Atmospheric Administration)을 말한다.

- 현금이나 여행자수표 및 잔돈
- 보험증권, 신분증, 은행계좌 기록 등의 중요한 서류들은 방수가 되고 휴대할 수 있는 용기에 넣어 준비
- 식구 한 사람마다 슬리핑백과 따뜻한 이불. 특히 추운 지역에 사는 경우에는 추가로 침구를 준비하는 것도 고려
- 소매 긴 셔츠, 긴 바지, 견고한 신발 등을 포함하여 완전히 갈아입을 수 있는 의류 한 벌. 추운 지역에 사는 경우 여분의 옷가지를 준비하는 것도 고려.
- 가정용 염소표백제와 안약 점적기(안약 방울을 떨어뜨리는 것). 물과 표백제를 9:1 비율로 희석시키면 소독제로 쓸 수 있음. 혹은 비상시에는 일반 가정용 액체표백제 16방울을 약 4리터의 물에다 떨어뜨려서 식수를 처리할 수도 있음. 단, 식수 처리의 경우에는 향이 들어 있는 표백제, 옷감의 색을 유지해주는 표백제, 세척력을 추가로 강화한 표백제는 사용하지 말 것.
- 소화기
- 방수 용기에 넣은 성냥
- 여성용 물품 및 각 개인의 위생용품
- 휴대용 식기, 종이컵, 접시, 종이 수건, 플라스틱 집기 등
- 종이, 연필, 펜
- 아이들을 위한 책, 게임, 퍼즐, 혹은 다른 활동

그리고 기왕 준비하는 김에 조슈어 피븐(Joshua Piven)이 지은 《최악

의 상황에서 살아남는 법(The Worst-Case Scenario Survival Handbook)》도 한 권 넣어두도록 하자. 실제로 위기가 닥치게 되면 이 책이 머릿속을 맴도는 질문들에 대한 답을 줄 수 있을 것이다. 이 모든 비상 물품들은 방수가 잘되고 쉽게 꺼내 쓸 수 있는 용기에다 보관해두자.

규칙 37

연어, 정어리, 참치 등 냉수성 어류를 섭취하라

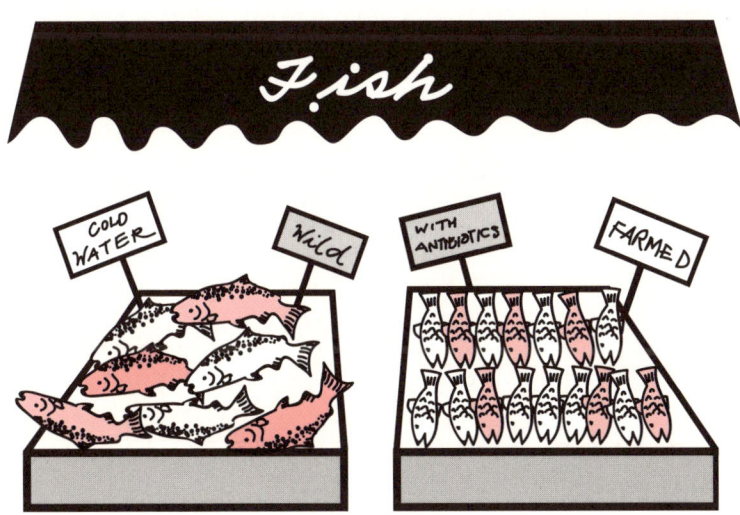

연어, 정어리, 참치, 송어, 멸치, 청어, 광어, 대구, 은대구, 고등어 같은 냉수성 어류는 품질 높은 단백질, 건강한 지방질, 그리고 자연산 비타민과 미네랄 등을 섭취할 수 있는 탁월한 자연식품이다. 이런 냉수성 어류를 최소한 일주일에 세 번은 먹는다는 목표를 세우자.

　다만 한 가지 예외가 있다면, 저 유명한 시푸드 와치(Seafood Watch, www.seafoodwatch.org)에서 추천하지 않는 해양 생물을 소비하느니, 차라리 아예 생선을 멀리하는 편이 더 낫다는 점이다. 시푸드 와치는 안전하고 해양 친화적인 해산물을 지속적으로 기록해주는 프로그램이다. 예컨대 수은이 많이 함유된 생선이나 더러운 바다에서 잡힌 해산물은 누구나 피하려고 할 것이다. 가능한 한 대자연에서 잡힌 생선을 사도록 하자.

규칙 38

과일과 채소를 하루에 다섯 번씩은 먹어라

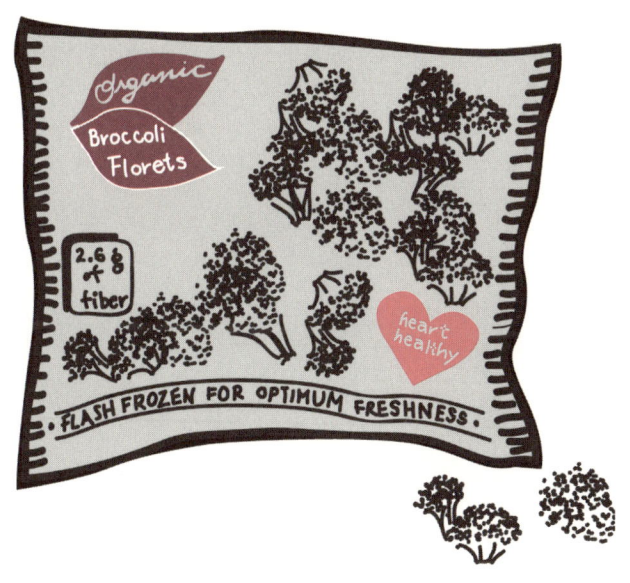

과일과 채소를 매일 다섯 번씩 먹어라. 그렇게 하면 비만의 위험성을 줄여주는 것은 말할 것도 없거니와, 만성질환을 예방하는 데도 큰 도움이 된다는 것은 확실히 증명되었다. 그러나 사람들은 대개 하루에 두 컵 분의 과일과 채소조차도 제대로 소비하지 않는데, 이것은 우리가 섭취해야 하는 양의 1/2~1/3밖에 되지 않는다.

자, 이렇게 생각해보자. 우리가 과일과 채소를 더 많이 먹으면 먹을수록, 그 대신 영양분이 미약하고 건강에도 나쁜 음식물을 섭취할 가능성도 줄어드는 것이다. 그러니까 과일과 채소를 많이 먹자. 만약 특별히 한 가지 농산물만을 선호할 거라면, 단 맛의 과일보다는 차라리 잎이 많은 녹색 농산물과 탄수화물이 풍부한 채소를 택하라.

자연은 색깔로 영양분을 구분해놓고 있으니까, 다양한 색깔의 농산물을 골고루 먹자. 당근을 오렌지색으로 만드는 영양소의 조합은 브로콜리를 녹색으로 만드는 조합과 다르지만, 건강을 지키려면 그 두 가지 모두가 필요하다. 섭취하는 여러 가지 영양소의 숫자를 극대화하려면, 한 가지 색의 파프리카를 두 개 먹는 것보다 노란색과 빨간색을 하나씩 먹는 게 더 낫다는 얘기다. 급속 냉동(신선 급랭)한 과일과 채소도 상관없으며, 경우에 따라서는 그냥 보관한 것보다 더 나을 수도 있다(규칙 5 참조).

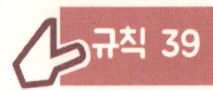 규칙 39

건강습관을
다음 세대에게
확실히 가르치라

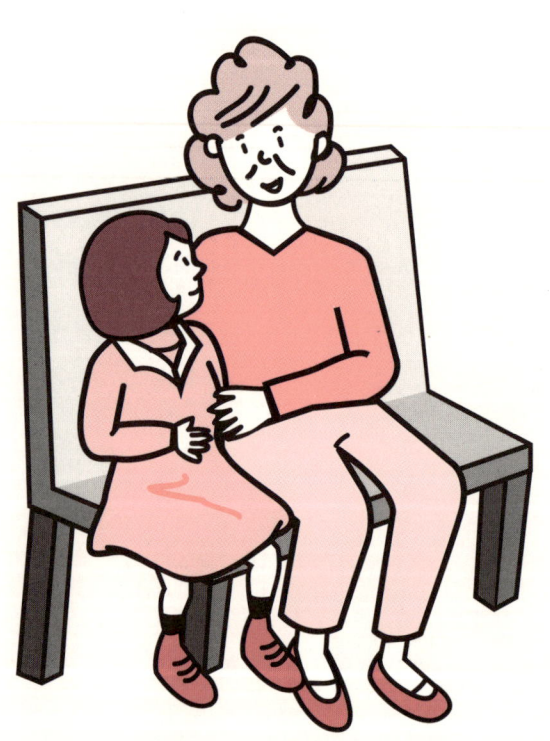

젊었을 때야 누구나 자신의 건강을 난공불락이라 느끼며, 건강에 좋다고 별의별 충고를 해주어도 귀를 기울이지 않는 게 자연스런 현상이다. 하지만 말년의 건강 기반을 다지는 것이 바로 젊은 시절 아닌가. 그렇기 때문에 우리는 어른으로서 다음 세대에게 올바른 정보를 알려주고 가르치는 데 최선을 다해야 한다. 아주 중요한 문제다. 이때 중요한 것은 젊은 세대에게 전달할 적절한 언어와 이미지를 찾는 일이다. 당신이 쓰는 어휘와 용어를 그들이 이해할 수 있도록, 젊은이들에게 설명할 방법을 찾으라는 얘기다. 전문가가 아닌 일반 청중들에게 항산화물질에 관한 강의를 하고 있을 때, 누군가가 나한테 권유한 적이 있다. 인체 속 활성산소˚의 여러 타입을 설명하기 위해서 다양한 색깔의 구슬을 써보는 게 어떠냐고. 난 어쩐지 바보스럽다고 생각했지만, 효과는 괜찮았다! 시각으로 받아들이는 이미지는 강력하고도 설득력이 있으며, 특히 젊은 친구들에게 효과가 좋다.

˚ free radical : 활성산소는 동식물의 대사 과정에서 생성되는 산소화합물로서 노화, 동맥경화, 암 등의 원인과 관계가 있는 것으로 알려져 있다. 영어 그대로 프리 라디컬이라 부르기도 하며 자유기(自由基), 유리기(遊離基) 등으로 부르기도 한다.

나는 우리 아이들한테 어째서 초콜릿 우유가 몸에 별로 좋지 않은지를 설명해주느라 땀깨나 흘린 적이 있다. 그런데 아이들은 저 유명한 요리사 제이미 올리버(Jamie Oliver)˚의 탁월한 시범을 보고 나서야 비로소 내 말을 이해하고, 내 충고를 따르게 되었다. 이 스타 셰프는 설탕의 섭취를 드라마틱하게 보여주기 위해, 로스앤젤레스 통합교육위원회가 제공하는 가공유 1주일 분량 안에 들어가는 설탕을 가져와 노란색 스쿨버스를 가득 채워버렸던 것이다. 이 '설탕(사실은 흰색 모래를 사용했다)'이 창문을 넘어 흘러내리며 스쿨버스 하나를 장악해버리는 모습은 가히 압도적이었다.

몸무게나 신경성 식욕부진처럼 체중과 관련이 있는 문제를 건드릴 수 있는 음식물 이슈에 대해 이야기하기보다, 차라리 섹스에 관해서 이야기를 나누는 편이 더 쉽다는 부모들도 있다. 그러나 어른들이 마음을 활짝 열어놓는 소통의 패턴을 좀 더 빨리 확립하면 할수록, 아이들은 더 빨리 부모들을 찾아와 좀 더 많은 질문도 던지고 믿어지지가 않겠지만 부모님의 충고도 구하게 된다. 반드시 기억하라. 아이들은 어른들의 말 속에 자신을 위해 무엇이 담겨 있는지를 깨닫고 또 그것이 어떻게 자신에게 영향을 미칠 것인지를 이해해야만, 비로소 어른들의 지혜의 말씀을 받아들인다. 그들은 알고 싶어 할 것이다. "어째서 그것이 지금 나한테 중요한 거지?" 제이미 올리버의 시각적 충격 덕

˚ 영국의 스타 쉐프이자 미디어 명사이다. 네이키드 셰프(Naked Chef)라는 별명으로도 잘 알려져 있다. 영국과 미국의 학교에서 가공 식품 사용을 반대하는 캠페인을 진행한 것으로 특히 유명하다.

분에 도대체 자신이 얼마나 설탕을 많이 먹고 있는지를 이해하게 되었을 때조차, 우리 아이들은 그것이 바로 그 순간 그들에게 왜 문제가 되는지를 알고 싶어 했다.

바로 그때 나는 그들의 식습관이 학교 공부나 스포츠에서 좋은 성적을 내는 데 얼마나 큰 영향을 미치는지 설명해주어야 했다. 또렷하게 생각하고, 시험에서 탁월한 성적을 내고, 팀을 위해 중요한 시합에서 승리를 거두고 싶다면 자신들의 몸과 마음에 어떻게 영양분을 공급해주어야 하는지 염두에 두어야 한다고 말이다. 아이들에게 어떤 사실이 그들과 상관있음을 깨우쳐주는 것이 언제나 쉽지는 않다. 하지만 그런 것들을 아이들의 현재 목표나 야망에 연결시켜준다면, 아이들이 귀를 기울이도록 만들 가능성은 더욱 높아질 것이다.

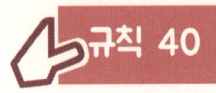

규칙 40

약간의 강박증은 좋게 생각하라

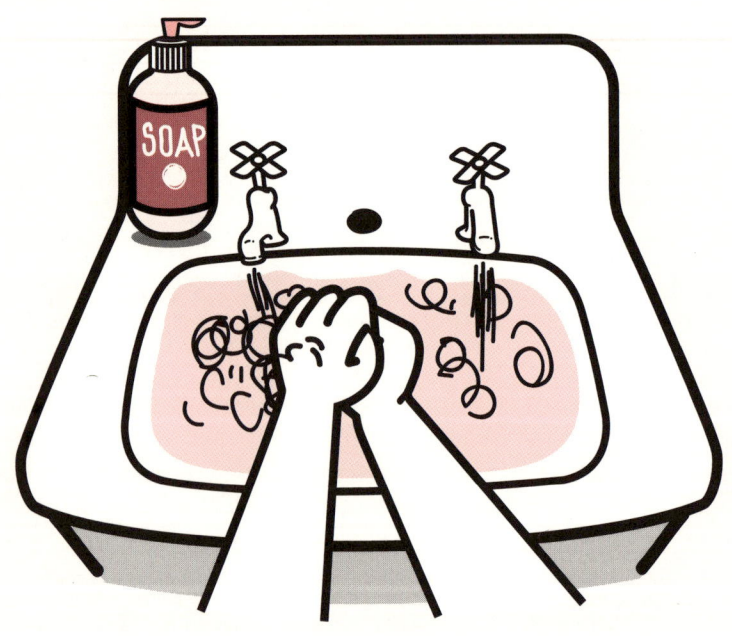

아주 약간의 강박장애(OCD; obsessive-compulsive disorder)는 당신의 건강을 지키는 데 큰 도움이 될 수 있다. 그렇다고 해서 약품 상자를 가나다순으로 꼼꼼히 정리한다든지, 쓰레기를 정연하게 모아둔다든지, 운전할 때마다 하얀 장갑을 낄 필요는 없다. 다만 강박장애의 증상 중 하나인 '믿음직한 규칙성'을 잘 고려해본다면, 그것이 건강 유지와 관련이 있을지도 모른다는 사실을 알 수 있을 것이다. 약간의 강박증이 있다면 틈만 나면, 특히 화장실이나 생닭 같이 세균이 많은 물건에 손을 댄 다음에는 두 손을 꼭 씻어야 한다고 기억할 것이다. 매일 반복되는 스케줄도 엄격히 지킬 것이다. 또한 사는 장소도 늘 깨끗하게 유지할 것이다. 이런 것들은 위생이나 마음의 평화에 많은 도움이 될 것이다.

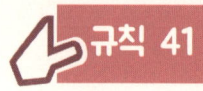
규칙 41

아침식사는 꼭 챙겨라

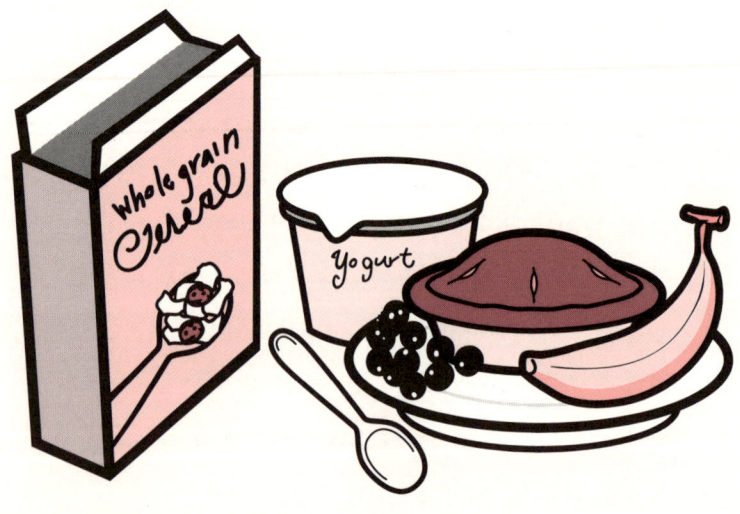

"아침밥은 꼭 먹어라." 이 해묵은 격언은 결코 사라지지 않을 것이다. 밤새도록 아무 것도 먹지 않은 우리의 몸은 새로운 하루를 시작하기 위해 신진대사의 시동을 걸어달라고 요구한다. 아침밥을 챙겨먹는 사람들은 두말 할 필요 없이 전반적으로 더 건강하고 체중에 관한 문제가 생기는 경우도 거의 없다. 설사 체중 문제가 생긴다 하더라도 일단 아침식사를 챙겨먹기 시작하면 몸무게는 줄어들게 된다. 체중을 줄인답시고 아침에 섭취해야 할 칼로리를 거르는 것은 사람이 가질 수 있는 최악의 습관이다.

하루가 시작되는 시간에 식사를 미리 챙겨두면, 나중에 과식하는 일을 사전에 예방할 수 있다. 또 좀 더 많은 칼로리를 태울 수 있게 도와주며, 필요할 때 영양분을 듬뿍 섭취할 수 있도록 해준다. 그뿐이랴, 아침밥을 먹는 버릇은 우리의 뇌에 꼭 필요한 활기를 불어넣어줌으로써 하루 종일 생산성과 창의성에 불을 지펴주기도 한다. 잠에서 깨어나 뭘 먹기까지 너무 오래 기다린다면 스트레스 호르몬이 뿜어져 나오기 시작하고, 몸의 건강한 신진대사를 방해하기도 한다. 코르티솔 같은 스트레스 호르몬이 지나치게 농축되면 여러 가지 바람직하지 못한 일이 생기는데, 그중 하나가 우리 몸에 지방질을 더 많이 비축하도록 부추기는 것이다.

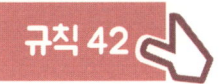

가능한 한 많은 규칙을 지켜라

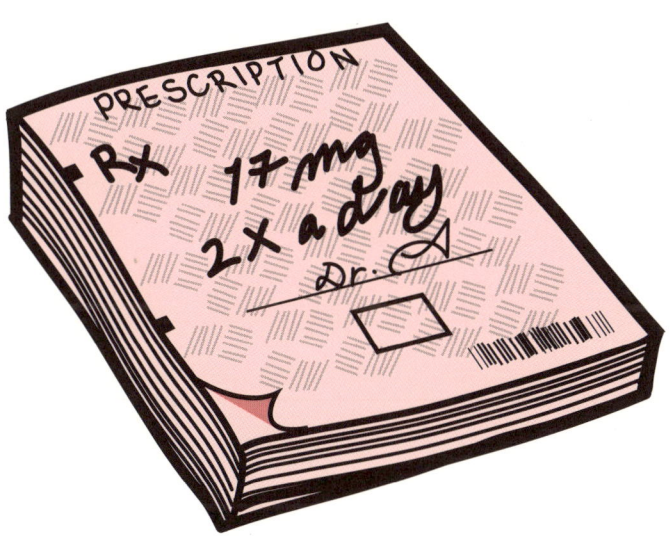

이건 완전히 내 맘대로 만든 규칙이다. 기분이 좀 나아지도록 해주는 '무언가'를 처방해달라고 환자가 부탁할 때마다 나는 자주 이렇게 농담을 한다. "17mg씩, 하루에 두 번!" 한마디로 만병통치약이라든지 기분이 좋아지게 만드는 약이란 건 있을 수 없다는 걸 내 방식대로 말하는 것이다. 비타민 B12 주사를 맞거나 비타민을 주입했더니 거짓말처럼 싹 낫더라는 사람들의 이야기는 당신도 들어봤을 것이다. 그런데 좋아지는 길은 나한테 모자라는 한 가지를 찾는 것이 아니라, 일련의 규칙들을 지켜가는 데 있다. 따라서 가능한 한 많은 규칙을 지킬 수 있다면, 오랫동안 풍족한 삶을 누릴 확률은 올라가게 마련이다.

규칙 43

병에 걸려도
긍정적으로
생각하라

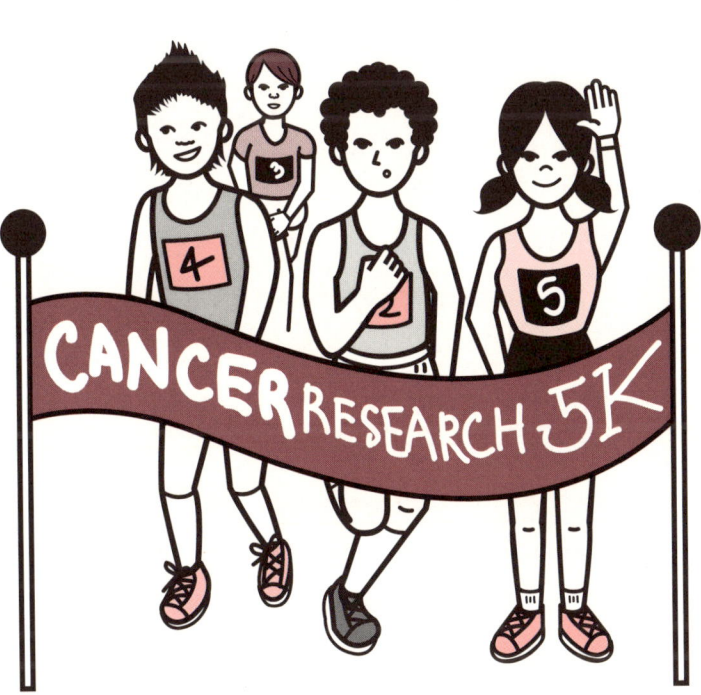

당신이 어떤 질병에 걸렸다는 진단을 받았더라도 예방의 원칙을 내던져서는 안 된다. 그런 진단은 하나의 경고 신호로 받아들여야 한다. 오히려 그것을 기회로 당신 스스로에게 좀 더 초점을 맞추고, 좀 더 장기적인 건강전략을 수립해야 한다. 예컨대 심장병 진단을 받았다고 하자. 그렇다고 이제부터 일주일에 다섯 번씩 붉은 색의 육류를 먹고, 운동을 안 해도 된다는 허락을 받는 것은 아니지 않은가. 게다가 또 다른 건강 문제들이 당신의 몸 어딘가에서 부글부글 끓고 있을지도 모르는데, 그걸 예방해줄 여러 가지 일들을 안 해도 좋다는 허가를 얻은 것처럼 굴어서는 안 된다.

나 같은 암 전문 의사들은 암을 이겨낸 환자들 대부분이 결국은 암이 아닌 다른 이유로 사망한다는 사실을 잘 알고 있다. 그들은 다른 무언가에 굴복해서 사망하게 되는데, 대개는 암 치료에 너무 집중한 나머지 것들에 소홀해져서 그렇게 된다는 것이다. 예를 들면 이렇다. 유방암을 잘 견뎌내고 회복된 여성들은 막상 암이 아니라 심장질환으로 사망할 가능성이 더 높다. 그러니 어떤 질환을 다루거나 특정 질병과 싸우고 있는 동안에도 예방이라는 일반적인 규칙은 잊지 말아야 할 것이다.

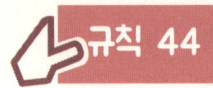 규칙 44

쭈-욱 쭈-욱
스트레치하라

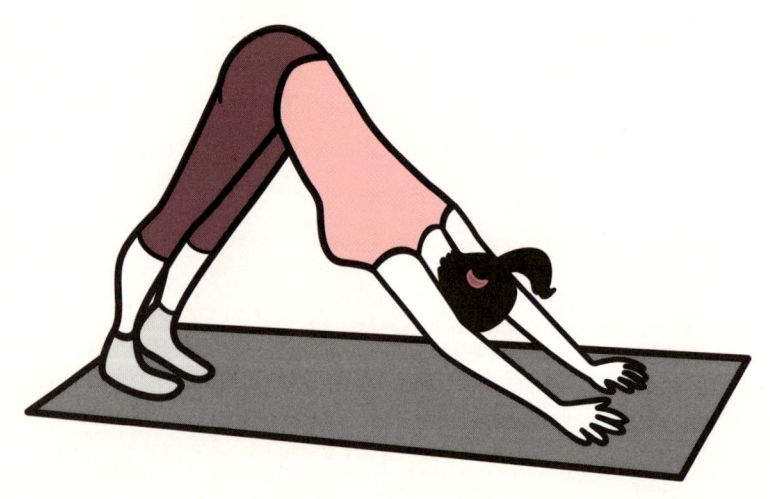

올림픽 체조선수 같은 유연성을 바라는 것은 아니다. 하지만 나날의 일과에서 스트레칭 연습을 할 시간은 꼭 남겨두도록 하자. 스트레칭은 자동차를 타고 내린다든지, 부엌을 휘젓고 다닌다든지, 물건을 집어 드는 등 일상적인 활동을 계속하는 데 꼭 필요한 신체의 유연함을 유지하도록 도와준다. 아울러 신체동작의 조정력coordination과 균형 잡기balance라는 두 가지 기능을 기르는 데도 도움이 된다. 미국 질병통제예방센터(CDC; Centers for Disease Control and Prevention)에 따르면 65세 이상의 미국인 3명 가운데 1명이 해마다 낙상을 당하고, 65~84세의 경우 모든 골절사고의 87%가 넘어지기 때문에 일어나며, 척수와 뇌 손상의 두 번째로 큰 원인이 바로 낙상이라고 한다.

　그러니까 당신도 일상생활의 신체활동과는 별도로 스트레칭 시간을 꼭 가져라. 당신의 관절이, 그리고 당신의 내면에 숨어 있는 요가 수행자가 대단히 좋아할 것이다.

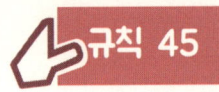

할 일 목록을 작성하라

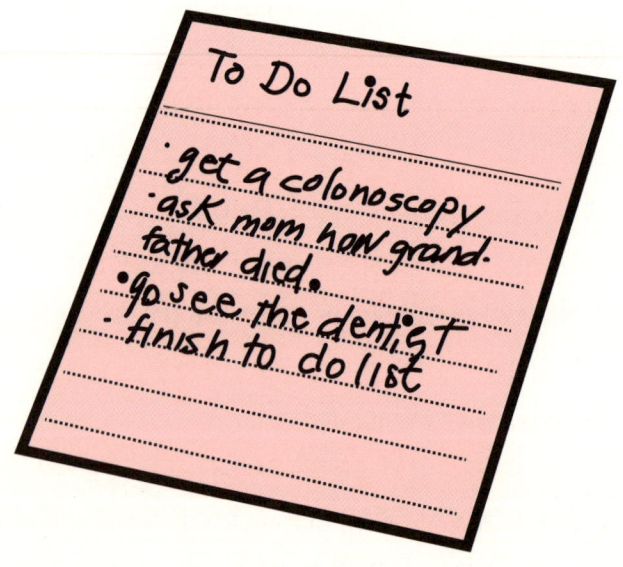

쇼핑목록이 아니더라도 '목록'이라는 것은 여러 모로 훌륭한 것이다. 그것은 자동으로 기록되는 득점표이고, 스스로를 추적해보는 방법이며, 우리가 성취하고 싶은 것에 관해서 스스로 책임을 지는 방법이기도 하다. 1년 · 5년 · 10년 · 20년 계획도 좋지만, 그 옆에다 지금 당장 처리해야 할 자질구레한 일들과 전략을 담아놓은 '할 일 목록'도 챙겨놓자. 이런 목록은 어떤 큼직한 목표에 대해서도 만들 수 있으니까, 단 하나의 기다란 목록에 국한시킬 필요는 없다.

　일간목록, 주간목록, 연간목록 등을 유지하라. 매일의 '할 일 목록'에는 그 날의 최우선 과제, 움직이면서 사용하고 싶은 시간, 한숨 돌리기 위하여 모든 활동을 막아놓은 시간, 그리고 잠자리에 들 시간 등을 적을 수 있다. 주간목록에는 요리해보고 싶은 음식, 오랜만에 만나고 싶은 친구들, 시도해보고 싶은 취미활동, 혹은 운동스케줄에 대한 자신의 새로운 아이디어 따위를 나열해볼 수 있을 것이다. 그리고 연간목록은 의사를 만나야 한다든지, 이런저런 검사를 받는다든지, 해마다 맞는 백신 등의 잊지 말아야 할 일정을 담고 있어야 할 것이다.
 중요한 할 일 목록을 가족들과 공유하자. 그러면 의욕을 읽지 않게끔 모두가 같이 책임을 지는 듯한 익숙한 느낌에 의존할 수 있게 된다.

주저 말고
도움을 청하라

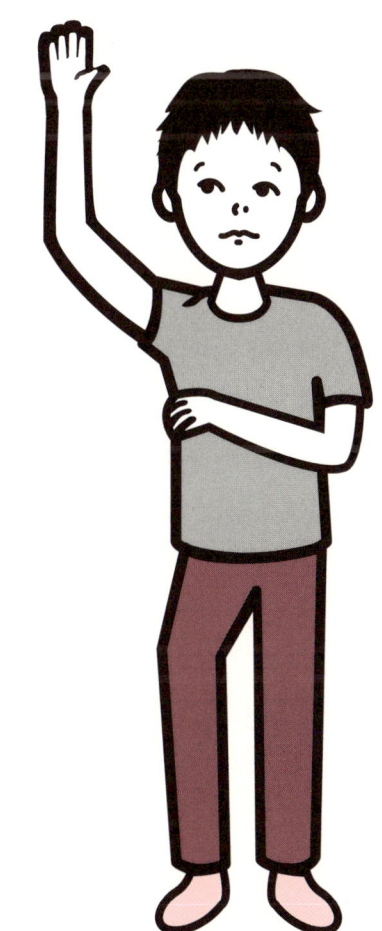

남에게 도움을 청하는 데는 상당한 용기가 필요하다. 우리 인간은 믿기 어려우리만치 자율적인 존재인데다, 특히 미국인들은 독립적으로 움직이려는 경향이 강하다. 그들은 스스로 문제를 해결하는 편을 선호하고, 완고함이 마치 긍정적인 성격인 양 높게 평가한다.

그러나 맞닥뜨린 문제가 감당할 수 없을 만큼 심각한 경우도 더러 있는 법. 자신의 한계를 알고 그걸 존중해야 한다. 당뇨병을 안고 사는 방법, 불면에 시달리는 원인을 철저히 밝히는 일, 나한테 가장 어울리는 식사 및 운동 계획을 짜는 문제 등에 대해 지원을 요청하는 것이다. 혹은 내 삶의 질에 영향을 미치는 심리적인 이슈를 처리해줄 치료사를 찾는 일도 있다.

이렇게 필요할 때 도움을 청하는 것이 무슨 잘못이겠는가. 언제든지 당신 혼자서 스스로 모든 걸 처리할 수 있을 것이라 생각하진 말라. 어느 누구도 그렇게 할 수 없다. 어느 누구도 모든 것에 전문가가 될 수는 없다. 손가락만 까딱하면 되는 인터넷이 자기 세상이 된다 할지라도 말이다. 기꺼운 맘으로 머릴 숙이고 다른 사람의 지혜와 경험에서 오는 혜택을 누려라. 전문가부터 내 옆에 있는 친구에 이르기까지 그들 자신이 병과 싸웠던 경험을 공유함으로써 근심 걱정에서 오는 스트레스를 날려버릴 수 있을 것이다.

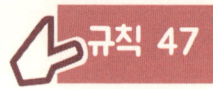 규칙 47

아이를 가져라

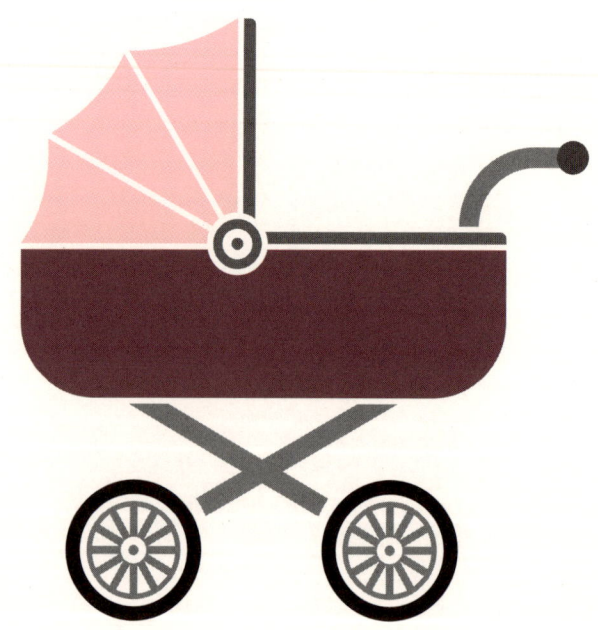

이 규칙은 모든 사람들에게 다 적용되는 것은 아니다. 하지만 이 아이디어가 왜 가치 있는 일인지 한 가지 근거를 말해보도록 하겠다.

　간단하다. 아이가 없는 사람보다 아이를 키우는 사람이 오래 살 확률이 더 높다는 것이다. 아이들 때문에 엄청난 스트레스가 생기는 것을 감안한다면, 이건 우리의 직관과는 어긋날지도 모르겠다. 그럼에도 아이가 있는 사람이 없는 사람들보다 오래 사는 이유 중 하나는, 아이가 있는 사람들이 전반적으로 스스로의 건강을 더 잘 챙기며, 죽음을 재촉할 위험성을 높이는 여러 가지 활동에 덜 빠져든다는 사실이다. 그뿐만이 아니다. 아이들과 이리 뛰고 저리 뛰는 그 모든 움직임만 해도 뭔가를 시사해주지 않는가. 아이를 키운다는 행위 자체만으로도 우리는 왕성하게 활동하게 되며, 정신적으로도 태만해질 수 없는 것이다. 이 두 가지 모두 건강에 좋은 일이다.

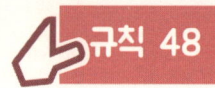 규칙 48

순응하라

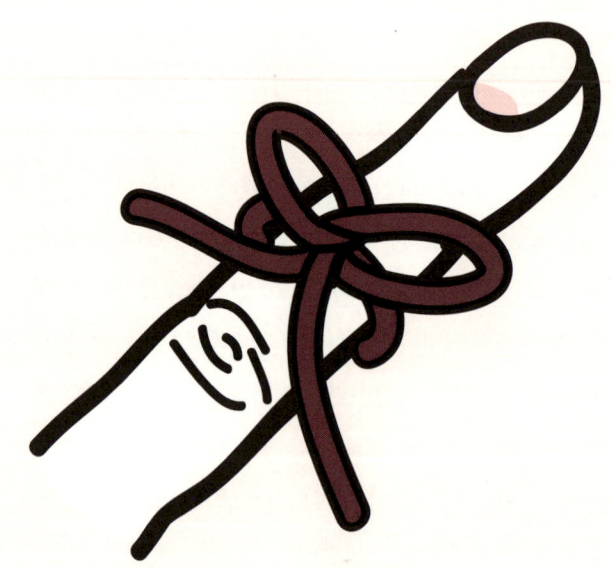

어떤 상황이나 질병을 성공적으로 예방하고, 관리하고, 치료할 수 있느냐 없느냐는 의사가 권유하는 약물치료를 제대로 지킬 수 있느냐 없느냐에 달려 있다. 거기에는 복용량과 복용 시간(스케줄) 등이 포함된다. 이러한 의사의 지시를 따르지 않는 것은 오늘날의 헬스케어에서 가장 큰 문제점이다.

　2005년 미국 여론조사 전문업체인 '해리스 인터랙티브Harris Interactive'의 보고서에 따르면, 지속적으로 복용하기로 되어 있는 모든 처방약 가운데 절반 정도는 끝까지 지켜서 복용되지 않았거나 아예 처방대로 조제되지도 않았다고 한다. 고혈압이라든가 콜레스테롤 과다처럼 증상이 별도로 없는 질환을 치료하는 약은 사람들이 복용하지 않을 확률이 가장 높다. 하지만 장기적으로 생각할 때, 이런 약을 복용하지 않는 데서 오는 결과는 가히 파괴적일 수 있다.

　그렇다면 여기서 얻을 수 있는 교훈은 과연 무엇이 있을까? 바로 어떤 느낌이 들든지 상관 말고 의사의 약물치료 지시를 얌전히 따라야 한다는 것이다. 마치 내 목숨이 거기 달려 있는 것처럼 반드시 꼭 따라야 한다. 혹시 따르지 못했다면, 의사에게 솔직하게 털어놓아야 한다.

규칙 49

애완견을 길러라

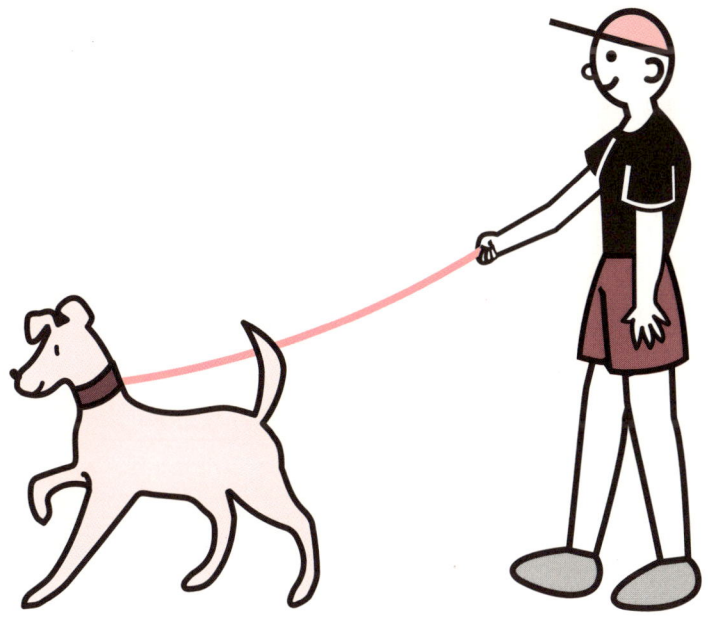

입증된 것은 아니지만 개를 키우는 사람들이 제일 행복하고 낙관적이라고 많이 얘기한다. 하지만 개를 키우는 이유가 단순히 애완견에 대한 애정 때문만은 아닐 것이다. 개를 키우려면 지속적이고 신뢰할 만한 시간표를 유지해서 의식처럼 반복되는 동물의 식사, 산책, 낮잠 등을 챙겨주어야 한다. 한마디로 건강을 증진시키는 패턴, 즉 일정한 스케줄을 지키는 양상이 정착되도록 만드는 데 전반적인 효과가 있다는 얘기다.

아울러 개를 산책시키면 주인도 움직이지 않을 수 없고, 신체활동을 할 수밖에 없다. 당신의 개가 미친 듯이 달리려고 안달이 난 혈기에 넘치는 그레이하운드가 아니라 하더라도 마찬가지다. 애완견과 함께 자연의 공기를 마신다는 것은 동시에 여유를 즐길 기회가 되기도 한다. 개를 산책시키려면 어쨌든 책상을 떠나야 하고 멀티태스킹도 멈추어야 하니까. 아, 물론 배설물을 치워주면서 동시에 휴대전화로 통화를 하는 정도의 멀티태스킹은 괜찮다.

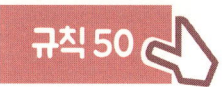

삶의 종착역에 대한 대화, 피하지 말라

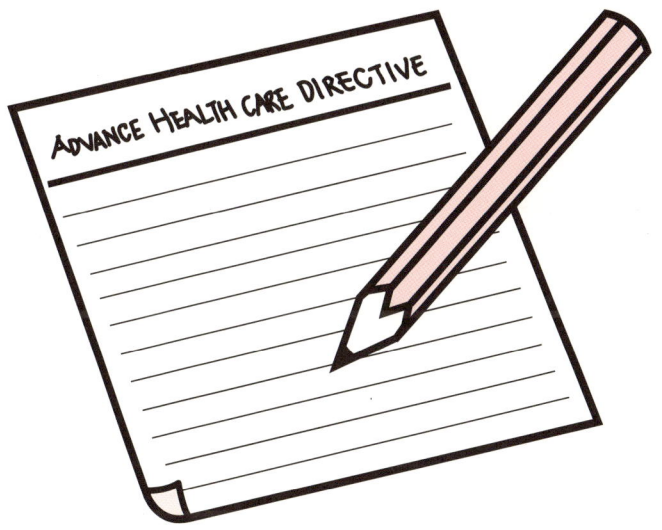

당신의 기를 꺾어서 미안하지만, 이 규칙은 진짜 일이 벌어지기 전까지는 한쪽에 밀어두기 마련이다. 은유적으로 표현하자면 '카펫 밑으로' 쓰윽 밀어 넣어버리기 십상인 것이다. 삶의 종착역에 이르러 내리는 결정에 관한 대화, 목숨을 부지해주는 치료에 관한 대화가 재미있을 리 없다. 그렇지만 그런 대화를 나누게 되면 실제로 가족에게 위기가 닥쳤을 때 상황을 헤쳐 나가는 것이 훨씬 수월해진다. 생전 처음으로 의사들을 만나서 당신이 한 번도 겪어보지 못했던, 혹은 당신에게 의식이 없을 때 당신을 사랑하는 사람들이 맞닥뜨려야 할 복잡한 진료상의 문제들과 씨름을 하는 게 즐거울 리가 없다.

당신이 정말 이러지도 저러지도 못하는 상태가 되어 의사들이 당신의 가족한테 대답을 구해야 한다면 어떡하겠는가? 예를 들어 당신에게 해야 할 다음과 같은 질문 말이다. "당신의 목숨을 부지하기 위해서 가능한 모든 치료를 다 해드리길 원합니까? 혹은 아무런 치료도 하지 말까요? 연명장치(생명유지장치)에 의존해도 좋습니까? 어디쯤을 한계로 생각하세요? 당신을 대신

해서 결정을 내려줄 사람은 누구지요?"

당신은 당신의 희망에 따라서 가족들이 의사결정을 하고 동의해주기를 바랄 것이다. 그러나 미리 작성한 유언이나 의료대리인 지정 같은 법적 서류가 준비되어 있지 않는 한, 분쟁과 불화는 반드시 일어나기 마련이다. 그러므로 협상이 불가능한 사항들을 지시하여 의구심이나 이견이 생길 여지를 남기지 않아야 한다. 그럼으로써 그런 불상사가 일어나는 것을 미연에 방지하자.

요즈음은 최악의 상황이 벌어져도 당신이 원하는 바를 관철시키도록 도와주는 몇 가지 도구가 있다. 미국에는 'Prepare'라는 웹사이트(www.prepareforyourcare.org)에서 준비를 시작해볼 수 있다. 샌프란시스코 VA메디컬 센터와 캘리포니아대학의 연구자들이 고안한 사이트다.

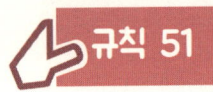 규칙 51

생물학·의학의 기초용어를 알아두라

Cancer
/ˈkænsər/ noun
- The disease caused by an uncontrolled division of abnormal cells in a part of the body.
- A malignant growth or tumor resulting from such a division of cells.
- Cancer is not just one disease, but a large group of almost 100 diseases. Its two main characteristics are uncontrolled growth of the

당신은 '염증'이란 말을 한두 문장으로 설명할 수 있는가? '암'이 어떤 병인지 정말 제대로 알고 있는가? '심장질환'과 '뇌졸중'의 증후는 또 어떤가? '비타민'이란 말과 '약물'이란 말의 차이를 이해하는가? 혹은 그렇게 묻고 나니 생각나는 거지만, '의약품'과 '보충제'의 차이는?

　이런 것들은 누구나 다 이해하고 있어야 하는 핵심 용어다. 미디어에서 매일같이 등장한다. 그런 것들은 꼭 읽어두도록 하자. 그래야만 앞으로 뉴스에 그런 말이 나올 때 무슨 이야기를 하고 있는 건지, 그리고 그 뉴스가 당신에게 어떤 관련이 있을지 이해할 수 있기 때문이다. 비유하자면 당신이 자동차를 사려고 둘러보고 있을 때, '0에서 60까지♥' 같은 중요한 용어를 잘 알고 있다든지, 고속도로 연비와 시내 연비가 어떻게 다른지를 이해하고 있는 상황과 동일하다고 생각하면 될 것이다. 자동차산업에서 쓰이는 개념을 알고 있다면, 어느 차를 구매할 것인지 더 현

♥ zero to sixty : 자동차가 정지 상태에서 시속 60마일까지 속도를 높이는 데 걸리는 시간을 말한다. 미국에서 자동차의 성능을 가리키는 용어로 사용하고 있다.

명한 결정을 내릴 수 있을 것이다. 건강에 관해서도 같은 논리가 적용된다. 기본적인 의학 용어에 익숙하다면 건강에 관해서도 좀 더 나은 의사결정을 내릴 힘이 있다는 뜻이니까.

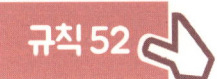

스스로
'건강'을 정의하라

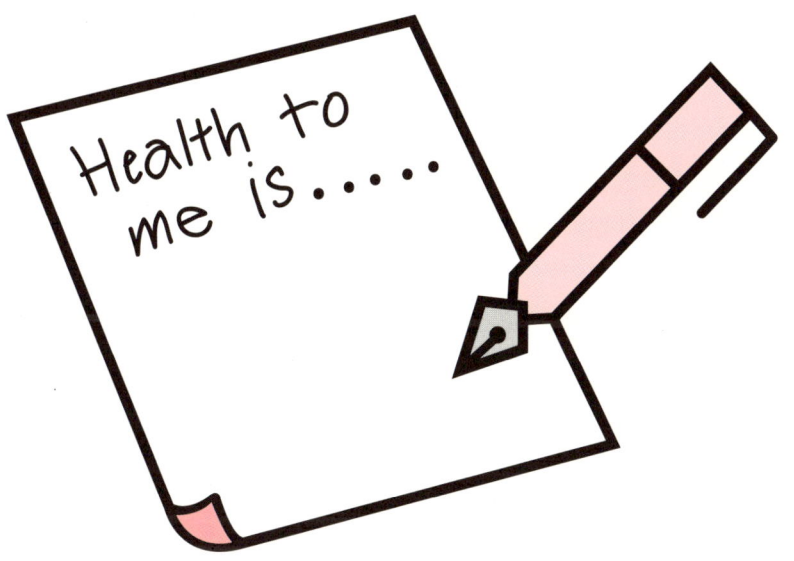

건강하다는 것, 그것은 당신에게 어떤 의미인가? 1km를 4분 안에 주파할 수 있는 능력? 잡지 표지를 장식할 정도로 호리호리하게 보이는 것? 당뇨가 와도 스스로 컨트롤할 수 있는 상태? 부모가 겪은 이런저런 병을 잘 피해서 100살까지 사는 것? 사람마다 그 정의는 다를 것이다. 그럼 우선 당신이 내리는 건강의 정의는 무엇인지 결정하자. 거기서 당신만의 건강규칙을 세워보는 것이다. 당신이 내린 정의에 부응하기 위해 지켜나갈 규칙 말이다.

그 다음에는 당신의 건강에 대해 여러 가지를 알려줄 수 있는 당신 나름의 데이터 포인트(측정점), 규칙, 기준 등을 만들어내야 한다. 예를 들어서 몸무게가 당신만의 미터법 혹은 측정기준이 될 수 있다. 저녁 7시만 되면 식사를 하고픈 욕구, 다음날 명랑하려면 정확히 저녁 9시 30분에 취침해야 하는 것도 당신만의 미터법이다. 좀 더 너른 관점에서 보면 그런 미터법이란 것은 당신의 건강을 증진시키거나 악화시키는 일련의 습관으로 간주할 수도 있다.

지금까지 1부에서는 당신의 건강을 측정할 수 있는 잠재적인 측정기준을 여러 가지 제공했다. 그럼 이제부터는 당신이 피해야 할 것들을 챙겨보도록 하자.

PART 2

아프지 않으려면 피해야 할 일들

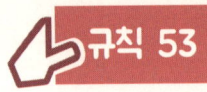 규칙 53

나쁜 재료와 반짝 유행 다이어트를 피하라

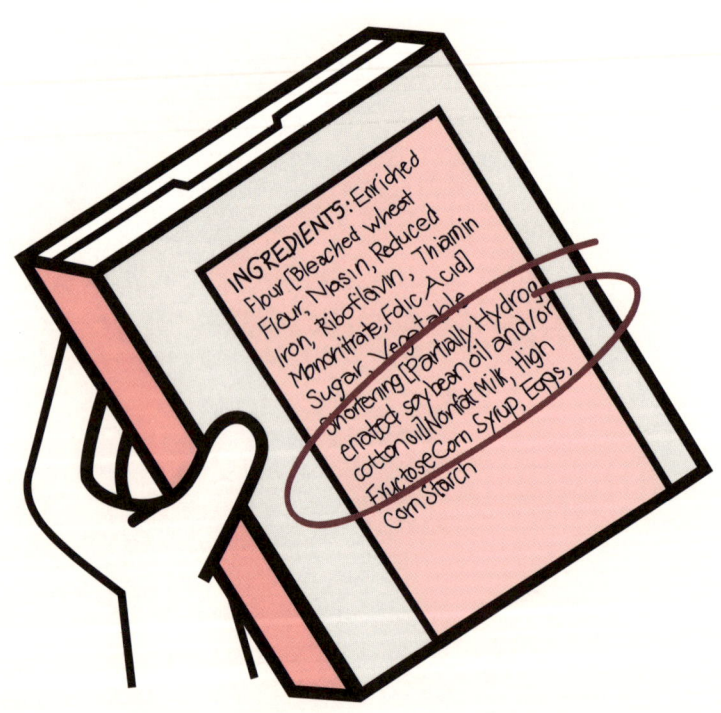

트랜스 지방, 액상과당, 방부제, 식용색소(식품착색제), 착향료, 첨가제, MSG, 텍스처라이저, 인공감미료, 가수분해 단백질, 암모니아, 과일주스 농축물. 당신도 잘 알고 있을 것이다. 이런 재료들로 만든 음식을 먹어서는 '청정 다이어트' 우수상을 탈 수 없으리라는 것을 말이다. 와퍼, 요플레, 치즈잇Cheez-It, 코카콜라, 시너본Cinnabon, 럭키 참즈Lucky Charms 등의 등록상표로 인해 전 세계적으로 잘 알려진 음식물도 마찬가지일 것이다. 다른 모든 게 다 그렇겠지만, 그런 음식물들도 적당히 섭취하면 괜찮다. 규칙 5를 기억하라. "진짜배기 음식을 먹어라" 진짜배기 음식은 어떤 재료로 만들었노라고 줄줄이 목록을 대지도 않고, 그런 재료가 어디에 좋으니 어쩌니 떠들지도 않는다. 진짜배기 음식에는 유통기한이란 게 없어서, 일단 뿌리에서 절단되어 나오거나 목숨을 잃고 나면 다른 생명체나 마찬가지로 그냥 부패할 뿐이다.

최근에 억울하게도 혹독한 비난을 받았던 글루텐, 간장, 유전자변형생물체GMO 등은 어떨까? 물론 음식 불내성이나 음식 과민증이 있어서 고통 받는 사람이 많다는 데는 의심의 여지가 없고, 그런 사람들은 소화기 계통을 자극하거나 다른 식으로 신체를 망가뜨리는 재료들을 피해야 할 것이다. 예컨대 간장을 많이 섭취하면 호르몬 체계를 방해할 수 있으니까 적당하게 섭취해야 한다. 미리 오해를 막기 위해 얘기해두는데, 아시아 요리에서 빠지지 않는 발효간장은 서구의 모든 음식 공급에서 볼 수 있는 발효 안 된 콩 단백질과는 사뭇 다르다.

그렇지만 당신이 주로 진짜배기 음식을 먹는다면 앞에서 언급한 금기시되는 식자재를 걱정할 필요가 없다. 말이야 바른 말이지 다른 그 무엇에 대해서도 신경 쓸 필요가 없다. 해가 될 정도로 많은 양을 섭취하지 않을 것이기 때문이다. 또 한 가지 기억할 것은 '글루텐 프리' 같은 꼬리표를 단 제품조차도 대개의 경우 그야말로 '제품'에 지나지 않는다는 사실이다. 그건 진짜배기 음식이 아니다.

그렇다면 GMO는? 안심해도 좋다. 유전자변형 음식을 먹는다고 죽는 일은 없으니까. 유전자변형 콩을 먹어도 암이 생기지 않는다. 오히려 그걸 걱정하느라고 견뎌야 할 스트레스 때문에 암에 걸릴 확률이 높아진다. 이와 관련된 상식 하나를 이야기하겠다. GMO를 둘러싼 히스테리의 상당 부분은 '안티-GMO 운동'의 중심에서 활약했던 영국의 환경운동가 마크 라이너스Mark Lynas 탓이다. 하지만 2013년 1월에 라이너스는 완전히 마음을 바꾸어 지금은 충실하게 GMO를 옹호하고 있다. 왜 그랬을까? 본인의 해명은 이렇다. "글쎄요, 답은 상당히 간단합니다. 저는 과학을 발견했기 때문이죠. 그러는 가운데 저 자신도 좀 더 나은 환경운동가가 되었으면 좋겠네요." 암, 여부가 있겠는가!

과학 이야기가 나왔으니 말인데 당신의 모든 문제를 치료해 줄 거라고 약속하는 다이어트, 혹은 당신에게 해독(디톡스) 보충제를 먹게 만들거나 간 해독(liver cleanse)을 하라고 시키는 다이어트에 대해서는 섣불리 믿지 말고 조심해야 한다(규칙 54를 참조하라.). 이런 다이어트의 거의 대부분은 그 어떤 과학적 근거도 없으며 순전히 돈을 벌기 위한 술수다. 그런 다이어트를 퍼뜨리는 사람들은 자신들의 주장과 제품을 팔아먹기 위해서 사이비 과학을 들이대고 음모이론까지 동원한다.

만약 어떤 다이어트가 좀 더 질이 높은 음식을 섭취하도록 안내하고 식사량 조절과 영양분의 원칙을 가르친다면, 그런 다이어트는 어느 정도 도움이 될 수 있다. 하지만 상식과 올바른 본능(문자 그대로)을 뒤엎으려고 혈안이 된 다이어트의 세계는 참으로 말도 많고 탈도 많다. 나는 당신이 사과와 사과 튀김 사이에 어떤 차이가 있는지 잘 알 것이라 믿는다. 또한 글루텐이 함유되지 않은 콩 버거를 가공된 미국 치즈와 같이 먹는 것과 등심살 버거를 큰송이버섯과 같이 먹는 것의 커다란 차이도 알 것이다. 그 두 가지 버거 중 당신이 실제로 눈으로 볼 수 있는 재료로 만든 것은 어느 쪽이겠는가?

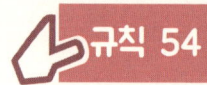

규칙 54

디톡스를 경계하라

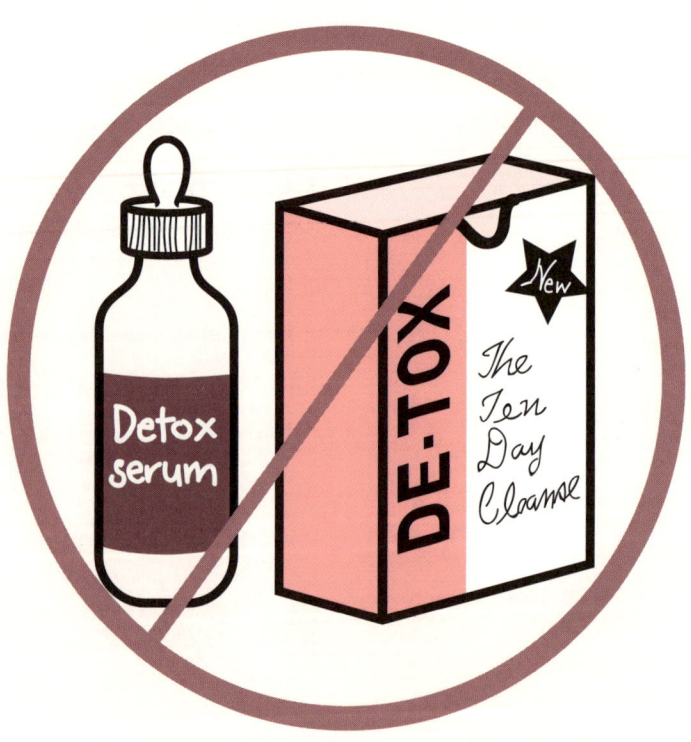

콩팥, 간, 땀샘, 허파, 그리고 소화기 계통 등이 있는 덕분에 당신의 몸은 '자연적으로' 디톡스(해독)를 할 수 있게끔 더할 나위 없이 훌륭하게 디자인되어 있다. 그러므로 당신의 몸을 해독하겠답시고 극단적이며, 때로 위험하기까지 한 조치를 취할 필요는 전혀 없다. 그 위험한 조치에는 해독 보충제의 복용이나 몸을 청소해준다고 홍보하는 디톡스 포뮬러 등도 포함된다. 그런 것들은 한 마디로 허튼 수작이다. 독소를 줄이거나 제거한다든지, 대장을 씻어준다든지, 피를 맑게 한다든지, 체중 감소에 박차를 가한다든지, 지방질을 깨끗이 없앤다든지, 병을 치료해준다는 등, 그들의 부풀린 주장을 뒷받침해줄 연구는 거의 혹은 없는 경우가 대부분이다. 어떤 경우는 머리칼이 쭈뼛거리도록 무섭기까지 해서 몸에 해롭다는 것은 말할 필요조차 없다. 이러한 디톡스 요법을 써보기 전에 이런 물질들이 의미 있는 결과가 있을 것이라는 연구결과를 보여달라고 요구하라. 확실한 증거가 나와서 의학계가 널리 수용하기 전에는 자신의 몸에다 그런 걸 실험하지 말기 바란다.

지금 우리는 과거보다 더 오염된 세상에서 살고 있다. 하지만 여러 가지 독소와 있을 수 있는 영향 사이의 연관성에 대한 뻔뻔스럽고 극단적인 주장들은 신중하게 다루어야 한다. 여기서 한 가지 사실을 지적하고 싶다. 지구 위에서 가장 평균수명이 긴 공동체 가운데 하나(많은 수의 주민들이 100세를 넘기고 있는 곳)가 바로 매연으로 가득한 로스앤젤레스 뒤편 로마 린다_{Loma Linda}에 자리 잡고 있다는 것이다. 독소들은 시간이 흐르면서 당신의 몸속에 쌓일 것이다. 그건 주름이 생기거나 흰머리가 나는 것이나 마찬가지로 불가피한 일이다. 그러나 인체에 이미 구축되어 있는 시스템에 의존하는 것 외에는 달리 그것들을 제거할 수 있는 안전한 방법이 없다. 우리 몸의 시스템이 그런 일을 처리하도록 이미 잘 갖추어져 있으니까.

'면역력을 북돋워주는' 것 따위도 없다. 말짱 헛소리다. 면역 체계를 증대시키는 가장 좋은 방법은 잘 먹고 항상 부지런히 움직이는 것이다. '슈퍼 푸드' 같은 것도 없다. 물론 어떤 음식은 다른 음식보다 더 많은 영양분을 함유하지만, 무슨 음식을 '슈퍼 푸드'라고 부르는 것은 과장이요, 오해의 소지가 많다. 당신의 몸에 산소를 공급해준다면서 무언가를 팔려고 드는 사람에게 속지 말자. 산소 공급은 당신의 허파가 하는 일이다. '해독'이나 '청소' 따위의 말도 경계하라. 당신의 몸에는 이미 그런 것을 위한 메커니즘이 이뤄지고 있다. 우리가 깨끗이 씻어야 할 게 있다면 피부, 머리칼, 이빨, 그리고 아마도 지저분한 다락방 같은 것뿐이다.

무모한 행동이나 위험한 스포츠는 멀리하라

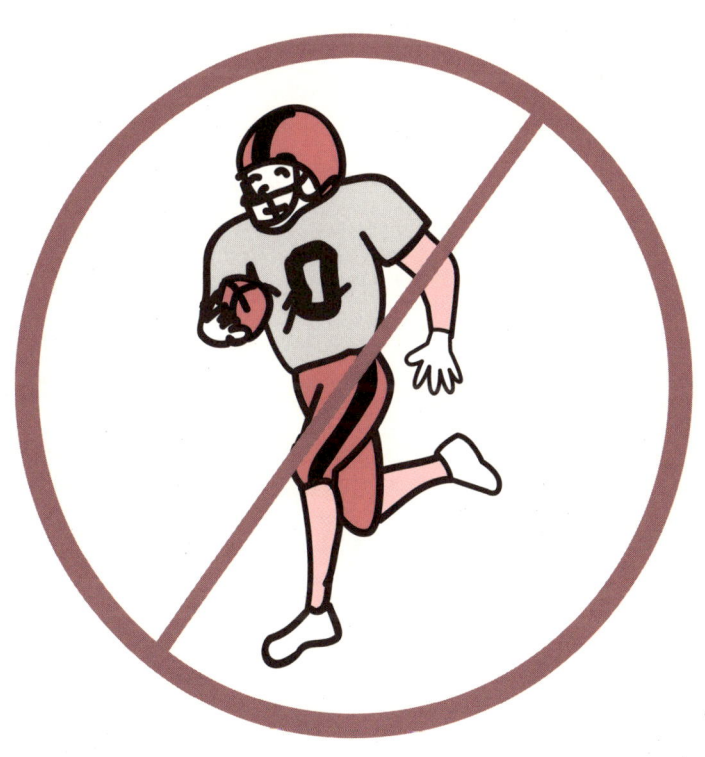

스스로를 위해서나 가족을 위해서나 우리는 가능한 한 부상이나 외상을 피하고 싶어 한다. 상처를 입으면 그 피해는 영원히는 아니라도 오래 가기 십상이다. 인생을 뒤바꿀 결과를 가져올 수도 있는 위험을 언제 어디서 기꺼이 무릅쓸 것인지 스스로에게 물어보는 편이 득이 될 것이다.
　당신은 축구나 아이스하키, 미식축구, 럭비, 라크로스, 수구, 레슬링, 권투, 농구처럼 접촉이 심한 스포츠를 과거에 했거나 지금 하고 있는가? 당신의 아이들은? 접촉 스포츠는 베이고 멍들고 뼈가 부러진다든지, 근육이나 힘줄이나 인대가 파열되는 등의 단기적인 부상 위험만 있는 것이 아니다. 반복되는 부상, 특히 머리 부분에 생긴 상처는 뇌진탕을 일으키는 정도가 아니라 할지라도 뇌와 몸에서 일어나는 염증반응 때문에 장기적인 충격을 줄 수 있다.
　이제 미국의 미식축구리그 선수들이 왜 때 이른 심장질환과 뇌졸중으로 고통 받으며, 또한 수녀들이 어째서 '오래 살기' 시합에서 항상 이기는지 이해가 가는가? 또한 접촉 스포츠에서 머리를 반복적으로 다친 사람들 사이에서 왜 충격적일 만큼 많은 자살 사건이 벌어지는지도 알겠는가? 다른 면에서 보면 그들이 스스로 목숨을 앗아갈 위험에 처해 있는 것 같지도 않은데 말이다.

    무모한 행동도 당신의 수명을 단축하거나 삶의 질을 망칠 수 있다. 여기에는 흡연이나 음주운전처럼 누가 봐도 아슬아슬한 것도 있지만, 스키 초보자가 고난도의 스키 묘기를 시도한다든지 훈련도 하지 않고서 마라톤을 뛰는 것처럼 또렷이 드러나지 않는 무모함도 포함된다. 내가 무슨 이야기를 하려는지 알 것이라고 믿는다. 어쩌다 한 번씩은 스스로를 시험해보고, 정상적인 안전지대를 벗어나 무언가를 시도해볼 수는 있다. 그러나 버릇처럼 스릴을 찾아다니고 누가 봐도 명백한 위험, 알려진 위험을 안고 있는 무모한 행동에 습관적으로 빠져드는 것은 전혀 다른 일이다. 생명보험회사들이 괜히 당신한테 스쿠버다이빙을 하느냐, 경비행기를 조종하느냐 따위를 묻는 게 아니다.

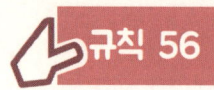

공항의 스캐너를 거부하라

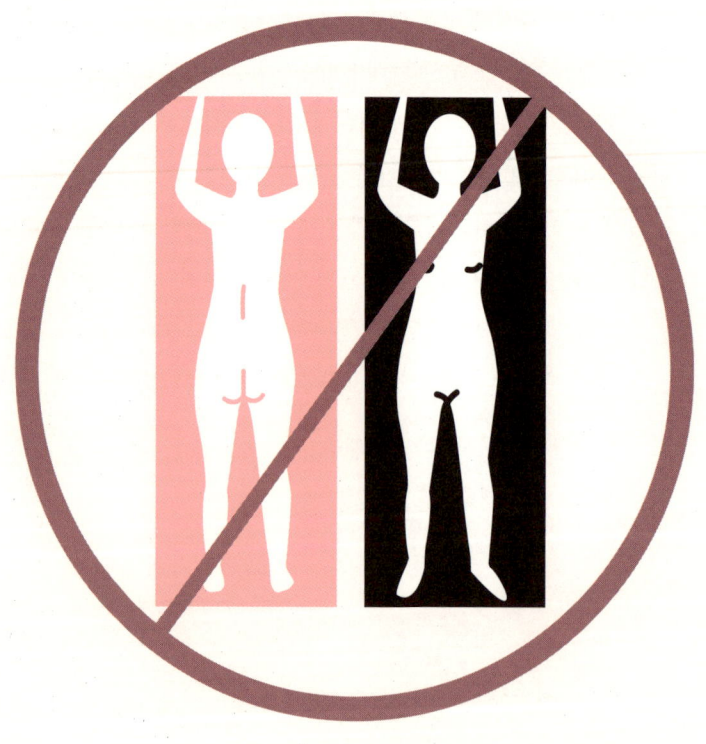

이런 기계들이 우리한테 무슨 짓을 하는 건지, 우리는 정말 알고 있는 걸까? 이런 기계들이 정말 인체에 해롭지 않다는 걸 보여줬던 몇 십 년 전의 데이터는 다 어떻게 되었을까? 1930~1940년대의 '슈피터*'들은 형광투시경이라고 부르는 일종의 X선 촬영기를 사용해서 사람들의 발 사진을 찍었다. 그랬더니 어떤 일이 벌어졌는지 아는가? 방사선에 지나치게 노출된 사람들의 발에 종양이 생겼다!

　그러므로 나는 백스캐터** 기술의 안전성이 과학적으로 증명되기 전까지는, 공항에서 연방항공보안국의 게이트웨이를 통과할 때 스캐너 대신 손으로 더듬는 몸수색을 요청할 생각이다. 그리고 사람의 몸에 방사선을 쏘아대지 않는 좀 더 나은 기술을 생각해내라고 모두 캠페인을 벌였으면 좋겠다. 여담으로 한 마디 하자면, 이런 기계들이 야기했던 온갖 분쟁과 논란 때문에

----

*shoe fitters : 손님의 발에 맞는 좋은 구두를 고르고 찾아주는 전문 어드바이저이다.
**backscatter : 공항에서 쓰는 검색장치로, 흔히 '알몸투시기'라 일컬어지는 기계의 엑스레이 촬영 기술을 말한다.

실제로 그동안 공항에서 자취를 감추고 있는지도 모르겠다. 하지만 안전성에 대한 성실한 내력도 없이 그와 유사한 기술들이 나타나지 않을지, 늘 경계의 끈을 늦춰서는 안 될 것이다.

규칙 57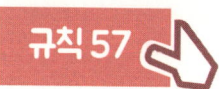

피부를
함부로 태우지 말라

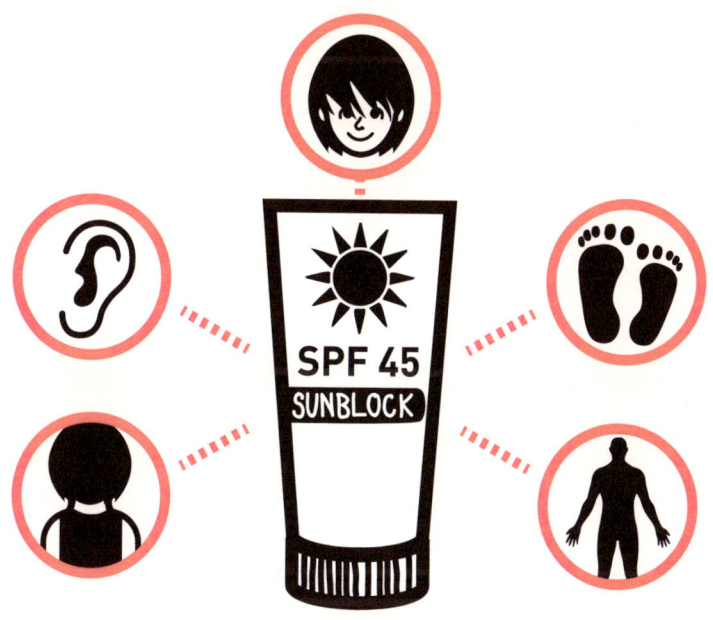

무게로 따지면 인간의 피부는 뇌보다 2배 정도 무겁다. 인간의 피부는 인체 내부를 보호하는 장벽의 역할을 수행하는 어마어마하게 큰 기관이다. 그러나 피부가 하얄수록 햇볕에 지독하게 탈 위험성도 더 높다. 햇볕으로 인한 화상의 증세는 보통 일시적이지만, 피부가 입은 피해는 영구적이기 십상이며 건강에 미치는 영향도 장기적이어서 심각할 수 있다. 바깥쪽 피부의 세포는 대략 27일마다 벗겨지고 다시 자라나지만, 안쪽 깊숙이 숨어 있는 상처는 몇 년이 지난 후에도 드러날 수 있다.

햇볕 때문에 화상을 입은 경험은 염증에 관해서도 하나의 교훈이 된다. 화상이 사라진 후에도 염증이 오랫동안 인체에 지속적으로 영향을 미칠 수 있기 때문이다. 비타민 D를 만들기에 충분한 햇볕을 흡수하기 위해서 화상을 입을 필요까지는 없다. 또한 자외선의 해로운 영향으로부터 피부를 보호해야만 한다. 양쪽 귀의 상단, 목 뒤쪽, 두피(이 경우는 모자를 쓰는 게 좋다) 같이 손이 쉽게 닿을 수 없는 데도 잊지 말아야 한다.

규칙 58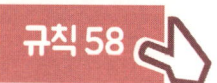

불면증을 이겨내라

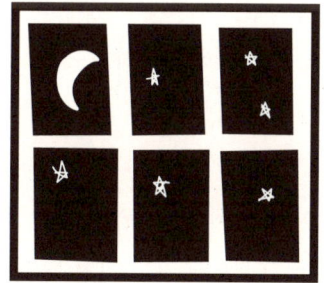

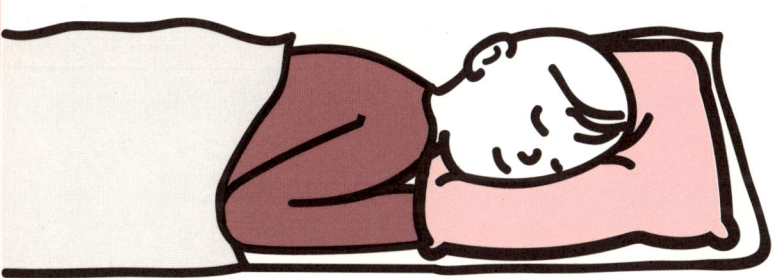

밤을 편안히 보내지 못하면 낮도 엉망이 된다. 잠이 모자라면 어떻게 되는지 우리 모두 너무나 잘 알고 있다. 잠이 모자라면 우울해지고, 정신적으로 몽롱해지며, 비생산적이고 비창조적이 되며, 참을 수 없도록 피곤하며, 이상하게도 모든 게 아귀가 맞지 않게 된다(우리의 운동 기능에 미치는 영향을 고려할 때, 심각한 불면은 술에 만취한 상태나 다름없다고 주장하는 사람들도 있다). 그러나 이러한 것들은 우리가 금방 알아보는 명백한 증후에 지나지 않는다. 생화학적인 관점에서 잠을 못 잘 때 정말 어떤 일이 벌어지는지는 나나 당신이나 미처 깨닫지도 못하고 넘어갈지도 모른다. 그냥 이렇게 말하면 충분할 것이다. 수면 박탈은 우리의 웰빙을 해치는 악당이요, 그것을 해결해주는 평화로운 잠은 우리의 삶을 구해줄 소리 없는 영웅이라고.

　이미 증명된 잠의 효과는 한두 개가 아니다. 무엇보다 잠은 우리가 얼마나 많이 먹는지, 얼마나 뚱뚱해지는지, 세균감염을 물리칠 수 있는지, 얼마나 창의적 혹은 직관적일 수 있는지, 얼마나 기억을 잘할 수 있는지, 새로운 것을 얼마나 잘 배울 수 있는지, 스트레스에 얼마나 잘 대처할 수 있는지, 그리고 정보를 얼마나 빠르게 처리할 수 있는지 등을 좌우한다. 우리의 뇌는 낮보다 밤에 훨씬 더 활발하게 작동한다. 만약 당신의 몸이 밤에 필요로 하는 잠자는 시간 중 1시간 30분 정도를 놓친다면, 다음 날 낮 시간의 당신의 기민성은 1/3 정도 감소한다.

말이야 바른 말이지, 인간은 먹지 못 할 때보다 잠을 못 잘 때 훨씬 더 오래 견디질 못한다. 제대로 잠을 못 자는 습관의 부작용은 한둘이 아니다. 고혈압증, 혼란, 기억력 상실, 새로운 지식 습득 불가, 비만, 심혈관계 질환, 그리고 우울증 등이다. 또한 비만증이 널리 퍼지는 현상과 전체적으로 수면이 부족한 현상 사이의 관계를 곰곰 생각해보면, "어쩌면 잠이야말로 궁극적인 다이어트가 아닐까?" 하고 머리를 갸우뚱하지 않을 수 없다.

미국 국민의 65%가 과체중이거나 비만이다. 미국 성인의 63%가 하루 권장 시간인 8시간의 수면을 누리지 못하는 것으로 추정되고 있다. 이러한 상황에서 이는 특별한 의미가 있는 비율이 아니겠는가? 전반적으로 성인들은 평일에 하루 6.9시간, 주말에 7.5시간, 합쳐서 평균 매일 7시간의 수면을 취한다. 당신의 경우는 어떠한가? 몇 시간을 자는가? 그리고 당신은 충분한 수면을 취하는 사람의 평균인 연간 1,460개의 꿈보다도 더 적은 꿈을 꾸는가?

오늘날을 살아가는 많은 사람들에게 수면 부족은 상처뿐인 영광과도 같다. 바로 그런 이유 때문에 무슨 치명적인 병의 진단이라도 내릴까봐 두려워하는 환자들에게 내가 맨 처음 던지는 질문은 이렇다.

"잠은 잘 주무시는 편인가요?"

우리가 이렇게 수면 부족에 시달리고 있으니, 수면유도 산업이 폭발적으로 증가하는 것도 놀랄 일은 아니다. 미국의 고령자 중 적어도 20%는 처방약, 일반의약품, 혹은 심지어 알코올을 포함해서 어떤 형태로든 불면증 치료제의 도움을 받는다. 잠들기 위해서 그런 치료제를 매일 밤 복용하는 이들도 많다. 이렇게 불면 치료제를 복용하는 것은 괜찮을까? 아니, 좀 더 나은 표현으로 현대사회의 인간들은 몸속에 내재된 수면 메커니즘에 의지할 수가 없으니 끝내 그런 치료제가 필요한 것인가? 그런 의미에서 잠이란 것은 대단히 자연스러운 프로세스. 마치 우리 몸이 생존을 위해서 자동적으로 하게 되는 다른 여러가지 활동처럼 말이다.

만약 원인을 찾아내고 자연스러운 잠을 촉진시킬 수 있는 몇 가지 습관만 들일 수 있다면, 불면증이나 밤에 깨어 있는 증세를 겪고 있는 사람 대다수가 치료제나 보조제 없이도 잠을 잘 수 있을 것이다. 꿈을 꾸는 자연스러운 잠을 말이다. 여기서 말하는 습관이란 하루 중 너무 늦은 시간에 섭취하면 수면에 방해되는 카페인 같은 물질에 세심한 신경을 쓴다든지, 만성적으로 걱정을 불러일으키는 생각들을 잘 다스린다든지, 매일 밤 같은 시각에 잠자리에 들고 매일 아침 같은 시각에 일어나는 것을 거의 신앙처럼 지키는 것 등을 말한다.

수면을 위한 이상적인 환경도 상당히 중요하다. 예를 들어서 침실에는 자극적인 전자제품들을 들이지 않는 편이 좋다. 이런 기기의 상당수가 뇌를 각성시키는 청색 빛파동을 발산하기 때문이다. 수면유도제는 가능한 한 복용을 삼가고, 시간대가 전혀 다른 해외여행을 할 때처럼 극단적인 상황에만 쓰도록 하는 해야 한다. 어떤 타입의 수면환경 설정이 나에게 가장 이상적인지 한번 들여다보는 것도 나쁘지 않다. 남편(아내)과 다른 방에서 자는 편이 당신에겐 더 나을까? 남편(아내)이 잠버릇이 나쁘거나 코를 고는데도 여전히 퀸 사이즈 침대를 함께 쓰겠다고 고집을 부리고 있는가? 나이가 예순에 이르면 남성의 60%와 여성의 40%는 자면서 코를 골게 마련이다. 무엇이 당신의 잠을 방해하는가? 침대를 따로 쓰거나 심지어 침실을 따로 쓰는 편을 선택한 부부의 숫자는 전체의 30%가 넘는데, 이건 얼마든지 그럴 수 있는 수준이다.

매일 잠을 아주 푹 잘 수만 있다면, 당신의 인간관계를 포함해서 인생 만사가 더 좋아보이게 마련이다. 당신이 잠을 제대로 못 자고 있다면 틀림없이 이유가 있을 것이다. 철저히 그 원인을 규명하여 다시 쿨쿨 잠들어야 하지 않겠는가? 잠은 꼭 필요한 것이니까.

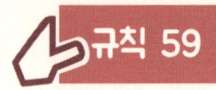 규칙 59

뾰족구두와 염증을 주의하라

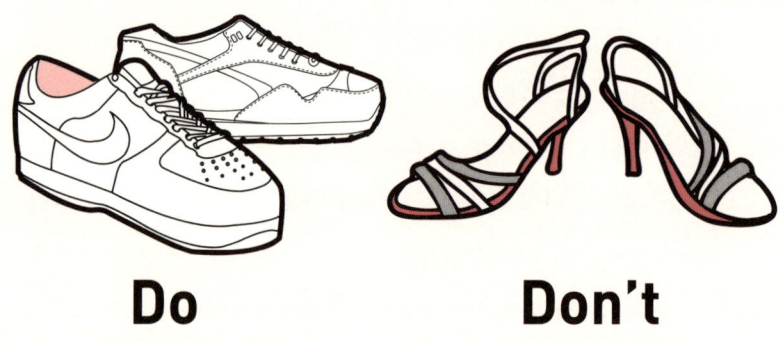

Do　　　　**Don't**

염증이란 해로운 자극에 대한 정상적이면서도 가끔은 지나친 생물학적 반응이다. 염증의 궁극적인 목적은 치유의 과정을 시작하는 것이지만, 질병이나 계속되는 스트레스 때문에 만성적으로 변한다면 상당히 파괴적일 수 있다. 이러한 이유 때문에 심장질환, 알츠하이머병, 암, 자가면역질환, 당뇨병, 과도한 노화현상 등 우리 시대의 가장 곤혹스러운 퇴행성 질환과 염증의 연관성이 제기되어 왔었다.

맨발로 불편한 신발을 신고 걸어 다니는가? 그렇다면 그것은 당신의 발에 불필요한 염증을 유발시키는 것이고, 당신의 인체 시스템 전체에도 충격을 줄 수 있다. 만약에 전반적인 염증을 줄이고 관절과 허리 부분에 가해지는 부담을 덜어줌으로써 한층 더 염증 발생을 없애는 것이 목적인가? 그렇다면 발을 잘 지지해주고 편안한 신발을 하루도 빠짐없이 신고 다니는 것보다 더 좋은 방법, 더 쉬운 방법은 없다.

슬그머니 염증을 유발하는 원천들을 줄이는 데는 다른 방법도 많다. 예를 들면 건강한 체중을 유지하고(규칙 13), 정해놓은

PART 2 아프지 않으려면 피해야 할 일들

생활 스케줄을 지키며(규칙 3), 해마다 빠뜨리지 말고 독감주사를 맞아라(규칙 14). 베이비 아스피린의 복용을 고려해보고(규칙 22), 스타틴 사용을 알아보며(규칙 21), 긍정적인 관점을 유지하고(규칙 31), 그리고 진행 중인 질환을 신중하고 책임감 있게 관리하는(규칙 26) 것이다. 당신의 몸 어딘가에서 만성적인 염증 징후가 뚜렷하게 보이는가? 그렇다면 그것이 위산의 역류이든 요통이든, 그 상태를 예의 주시하여 해결할 수 있는 조치를 취하라.

규칙 60

뭐든지 주스로 만들지 마라

'피트니스의 대부'라는 별명을 가진 잭 랄란Jack LaLanne이 96세라는 '약관'의 나이까지 장수할 수 있었던 것이 자신의 이름을 딴 주스기 때문이었을까? 천만의 말씀! 오히려 싱싱한 농산물을 강력한 믹서로 가루를 내서 마시지 않았더라면, 아마도 그는 100살이 넘도록 살았을 것이다. 정말로 우리 몸이 당근 열 개를 한꺼번에 섭취하는 것 따위를 좋아할까? 혹은 무 500g을 한꺼번에? 하지만 무엇보다 더 중요한 것은 바로 이것이다. 가루가 되어 지금 목이 긴 주스 잔에 들어 있는 과일이나 채소는 원래 가지고 있던 영양분을 변함없이 고스란히 지니고 있을까? 나는 그럴 리 없다고 생각한다.

왜냐고? 우선은 산소라는 강력한 산화제 때문이다. 산소는 분자에서 전자를 훔쳐감으로써 분자의 화학적 특성을 순식간에 바꾸어버린다. 그러니까 과일이나 채소의 속살을 산소가 풍부한 공기에 노출시키는 순간 무슨 일이 일어날지 짐작할 수 있는가? 바로 그 자리에서 산화되고 만다. 더군다나 과일이나 채소를 믹서의 파괴력에 맡겨버린다면 더 말할 필요가 있을까? 그것은 물질의 구조를 완전히 변화시키고, 그에 따르는 영양소도 바꾸어버린다. 트로피카나 주스 제품들이 빛과 공기를 투과시키지 않는 불투명 냉장 용기에 담겨서 판매되는 데에도 다 이유가 있는 것이다. 그들은 이 비즈니스를 오래 해왔으니 자기네 제품 속의 영양분을 가능한 한 오래 보존하는 방법을 잘 아는 것이다.

나는 이미 진짜배기 음식을 그대로 먹는 것이 얼마나 중요한지를 강조한 바 있다. 주스기에서 나오는 주스는 건전한 음식물이 아니다. 식물성 영양성분phytonutrients이 함유된 섬유질이 제거되었기 때문에, 그것은 가공된 식품에 불과하다. 사람들이 "농산물을 주스로 만들어 먹은 덕택에 건강이 좋아졌다" 혹은 "그래서 어쨌든 몸이 변했다"고 말한다면, 그것은 주스 덕분에 정크푸드를 먹는 습관에서 벗어났다는 이야기와 다를 바 없다.

주스를 판매하고 다니는 사람들은 신선한 과일과 채소를 더 많이 섭취할수록 이롭다는 연구결과를 신나게 읊어대지만, 그런 연구가 주스 제품과는 하등의 상관도 없다는 얘기는 빠뜨리기 마련이다. 그들이 읊고 다니는 이야기는 사실 과일이나 채소를 그대로 먹을 때 좋다는 연구결과다. 마치 사과를 오렌지와 비교하려 드는 꼴이 아닌가?

자, 이제 당신도 어떻게 해야 하는지 알 것이다. 주스기는 쓰레기통에 내던지고 자연식품 그대로를 먹자.

붉은 고기와 가공육은 일주일에 세 번 이상 먹지마라

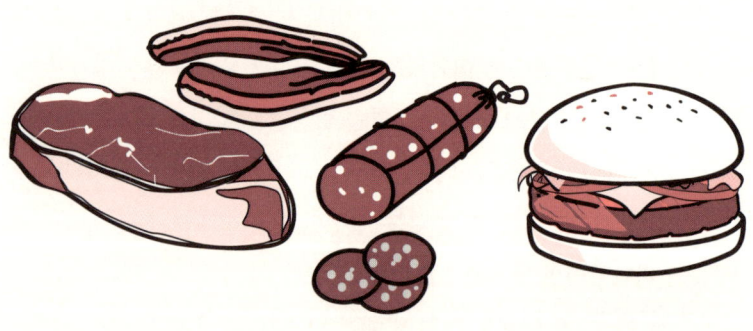

No moer than 3 servings per week

알코올과 마찬가지로 고기를 즐겨 먹는 것도 좋은 점과 나쁜 점이 있다. 붉은 고기를 적당히 먹는다면 반드시 나쁜 것은 아니다. 그러나 일주일에 세 번 이상 먹게 되면, 특정의 질병이나 만성질환에 걸릴 위험성이 높아진다는 것이 여러 연구에서 밝혀졌다. 조제 식품점에서 잘라 파는 고기, 살라미, 햄, 베이컨, 핫도그, 소시지 같은 가공육이 건강에 부정적인 영향을 미친다는 것을 보여주는 데이터도 얼마든지 있다. 무엇보다도 이런 가공육에 염분이나 해로운 화학물질이 많이 함유되어 있다는 사실로써 설명할 수 있을 것이다. 그러니까 이런 고기류는 적당히 섭취하도록 하자.

규칙 62

비타민과 보충제는 적당히 복용하라

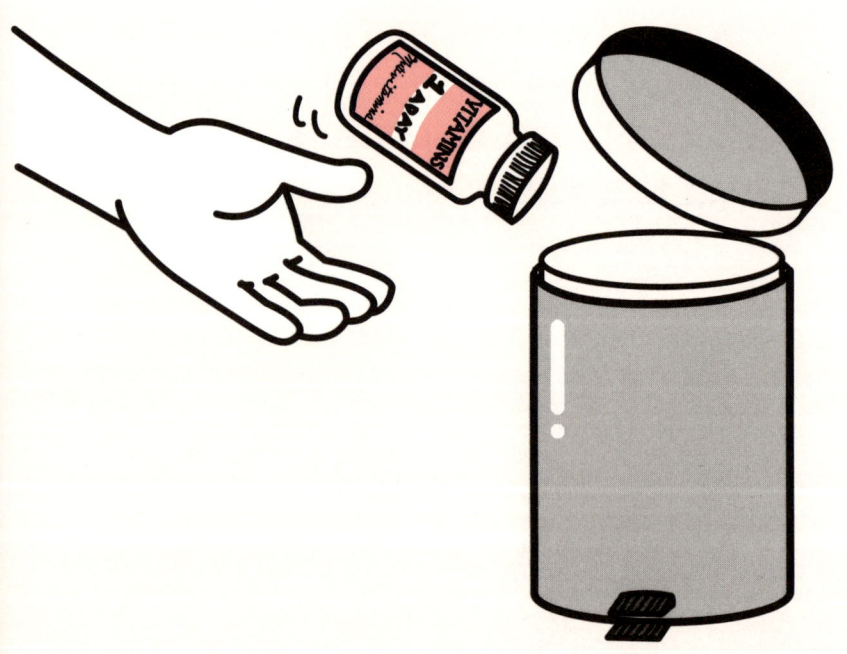

최근 몇 십 년 사이에 1천 명 이상의 집단을 상대로 실시했던 여러 가지 비타민 연구를 보면, 비타민 보충제의 복용이 암과 같은 질병의 위험을 증대시키고 건강에는 거의 도움이 되지 않는다는 사실을 보여주는 경우가 아주 많다. 결과 중에는 통계적으로 의미가 있는 경우도 있고, 그렇지 못한 경우도 있다.

보충제와 인체 사이의 상호작용은 대단히 복잡하지만, 간단하게 설명하자면 우리 인간의 몸은 암을 일으키는 세포처럼 '나쁜' 세포들을 공격하기 위해서 활성산소를 만들어내는 것을 좋아한다는 것이다. 그런데 만약 당신이 많은 양의 비타민, 특히 항산화제라고 광고하는 비타민을 복용함으로써 그런 메커니즘을 가로막아버린다면, 당신 몸이 스스로를 컨트롤할 수 있는 자연적인 능력을 방해하는 꼴이 된다. 생리학적인 프로세스를 가로막고, 아직 우리가 완전히 이해하지 못한 시스템을 그르치게 된다는 얘기다.

간단하게 말하겠다. 한 알의 약이나 포장된 음식물이 진짜배기 음식과 똑같은 방식으로 영양분에 대한 우리의 욕구를 만족시키리라고 기대할 수 없다. 제품의 레이블이 뭐라고 떠들어대건 나는 상관하지 않겠다. 레이블이 붙지 않은 음식물을 선택하라! 그리고 비타민 복용을 멈춰라!

규칙 63

여유가 없다고
핑계대지 마라

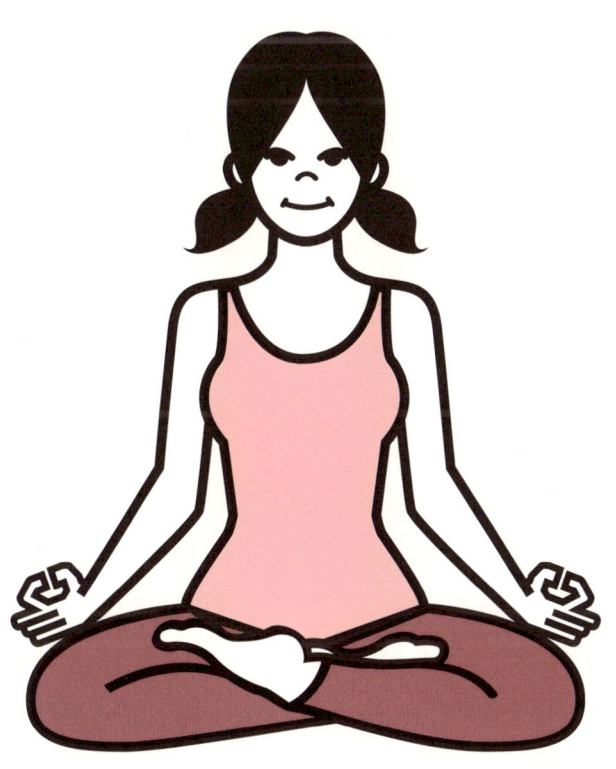

밤늦게까지 사무실에서 일해봤거나 오랫동안 마음 편한 휴가조차 제대로 누리지 못했던 사람이라면, 머지않아 한계점이 닥쳐오리라는 것을 안다. 그 시점은 당신이 너무나도 지쳐 있고 '다운타임(휴식)'이 절실하게 필요하기 때문에, 만사를 중단하고 다시 생산적이 되기 위해서 안간힘을 쓰는 때다.

　주위를 돌아보면 간헐적으로 일 년 중 몇 주일의 휴식 스케줄을 짜는 게 아니라, 가뭄에 콩 나듯 휴가를 내서 피곤함을 치유하려는 사람들이 너무나도 많다. 다운타임은 단순히 업무상의 의무나 집안일에서 몸을 빼내는 것에서 그치지 않는다. 그것은 당신의 뇌가 휴식을 취하게 하고, 멀티태스킹을 중단할 수 있는 평화로운 환경에서 진정으로 긴장을 푸는 것이기도 하다. 이렇게 하면 휴식이 끝나고 직장과 일상으로 되돌아갈 때, 궁극적으로 한층 더 창의적이며 더욱 생산적일 수 있게 될 것이다.

　편리한 휴대용 기기를 포함해서 우리가 늘 사용하는 전화기나 컴퓨터에서 구사할 수 있는 여러 가지 기술을 항상 염두에 두자. 이 환상적인 기기들은 아무리 짧은 구간의 시간이라도 재미있고 생산적일 수 있는 잠재력을 부여한다. 그렇지만 이런 기기들을 시도 때도 없이 사용하다보면 예기치 못한 부작용이 생길 수 있다. 즉 우리의 뇌가 디지털 정보로 인해 늘 바쁘다보면, 정보를 좀 더 잘 배우고 기억하며 새로운 아이디어를 만들어낼 수 있도록 해주는 휴식 시간이 박탈당하게 될지도 모른다는 점이다.

그러므로 일주일에 한두 번씩은 다운타임을 미리 정해두도록 하자. 다운타임이라고 해서 시간이 꼭 길어야 할 필요는 없다. 우선은 그저 20분 정도라도 시작하자. 그 시간만큼은 미디어와 기술 따위에는 완전히 등을 돌려버리고, 책을 읽는다든지, 상쾌하게 산책을 가는 등의 무언가 즐거운 일을 해보라. 그렇게 해서 정규적인 다운타임을 당신의 스케줄 안에다 구축하는 것이다. 당신의 뇌와 몸이 모두 그것을 사랑할 테니까.

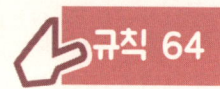
 규칙 64

담배는 그만!

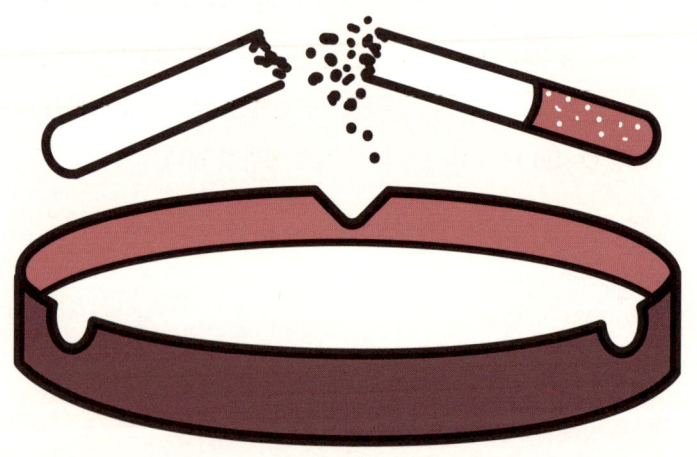

당신의 허파는 할 일이 많다. 그러니 굳이 담배 때문에 생기는 염증이나 자극은 필요 없다. 당신은 하루에 7,570리터의 공기를 들이마시고 테니스 경기장만큼 넓은 표면적을 가진 기관 속으로 보내줘야 한다. 또한 그 공기 중에는 걸러내야 할 물질들이 이미 많은데, 거기에 담배로 인한 독소를 더한대서야 말이 되겠는가.

거의 모든 만성질환에 있어서 흡연은 과체중과 함께 가장 두드러진 위험 요소다. 흡연은 모든 형태의 잔병이 생길 수 있는 위험성을 높이며, 우리 삶의 질에도 영향을 미친다. 누구든 흡연의 습관을 끊어버리는 사람은 건강과 장수라는 측면에서 어마어마한 혜택을 얻게 된다. 흡연은 두고두고 장기적인 피해를 가할 수 있지만, 일단 금연만 하게 되면 허파도 다시 회복될 수 있다. 이 얼마나 반가운 소식인가. 그래서 금연에 관한 한 절대로 '너무 늦은' 경우란 없다.

국가나 지역에 따라서 마리화나가 합법적인 경우도 더러 있지만, 마리화나를 사서 피워도 된다고 해서 반드시 그게 건강에 괜찮으리라고 생각하면 안 된다. 마리화나를 복용하면 면역체계가 망가질 수도 있고 호흡기 질환, 암, 그리고 우울증이나 기억력 결핍 같은 정신적 장애의 위험성이 커질 수도 있다.

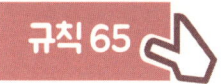

의료정보를 숨기지 마라

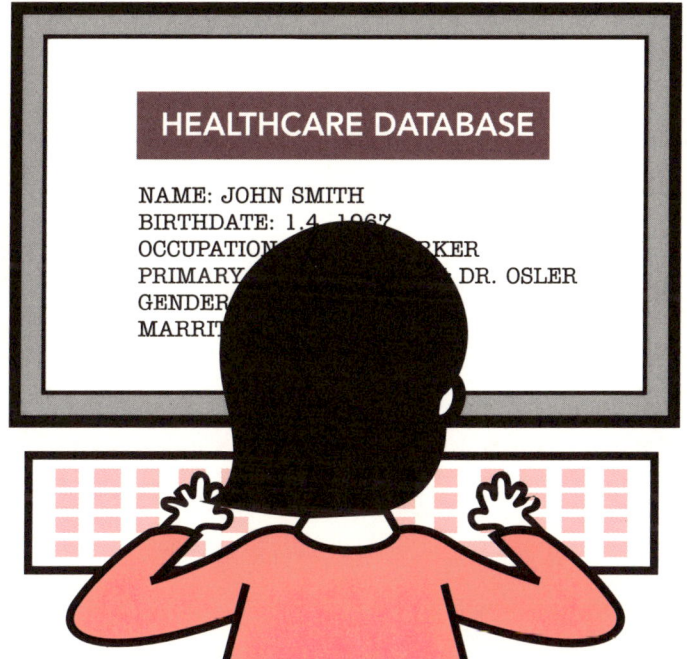

의료정보(병력)를 비밀에 부쳐두는 짓은 해가 될지언정 도움이 되진 않는다. 당신의 이름과 체중과 콜레스테롤 수치와 당신이 갖고 있는 건강 이슈 등을 모든 사람들에게 말하고 다닐 필요는 없다. 하지만 익명으로 당신의 의료정보를 과학계(그리고 온 세상과)와 공유할 수 있는 기회가 주어진다면, 주저하지 말고 공유하라. 그렇게 하면 당신이나 당신 가족의 생명을 구해줄 기술이나 치료법을 개발하기 위한 데이터베이스 구축에 도움이 될 것이다. 이건 단순히 프라이버시에 관한 문제가 아니다. 인류가 좀 더 장수할 수 있는 새로운 기회를 만들기 위해 필요한 생생한 자료들을 돌려주는 문제다.

이것을 가장 잘 보여주는 예가 2008년에 있었다. 그해 가을 구글은 국가기관인 질병관리본부보다 3주나 더 빨리 독감의 발생을 예측했다. 어떻게 그게 가능했을까? 구글은 얼마나 많은 사용자들이 "열" "오한" "독감" 같은 단어를 검색하고 있는지, 그리고 어느 지역에서 많은 검색이 이루어지고 있는지를 추적했다. 이런 온라인상의 '공유'가 빠르고도 정확한 구글의 예측이라는 결과를 가져온 것이다. 전 세계적으로 수백만 명이 인터넷 검색을 하면서 몇 가지 패턴을 만들어냈고, 구글은 그것을 추적해 정체를 밝힐 수 있었던 것이다. 그렇게 신속하게 내보낸 경고가 막강한 영향을 미쳤기 때문에 보건당국이 경보음을 듣고 즉각 동원되어서 선제적으로 상황에 대처할 수 있었다.

자, 그러니까 누구랄 것 없이 똑같이 공유하자. 그리고 회사 차원에서 양방향의 복지 프로그램을 제공하고 있다면 지체 말고 가입하자!

제3부의 목적은 당신 자신에 대하여 항상 수집해야 하는 정보부터 연령에 따라 당신이 취할 수 있는 예방 조치에 이르기까지, 10년 단위로 연령별 '해야 할 일' 리스트를 제공하는 것이다. 가령 20대가 반드시 해야 할 일의 리스트는 50대 어머니의 리스트와는 조금 다를 것이 아니겠는가. 이 책에서 권유했던 모든 사항들이 그렇지만 다음의 할 일들도 과학적인 연구조사에 기반을 두고 있으며, 의학계에서 일반적으로 수용하고 있는 가이드라인을 따르고 있다.

PART 3

들어서 나쁠 것 없는 의사의 지시사항

20대 건강 체크리스트

🩸 **혈압**	적어도 일 년에 한 번은 체크해야 한다. 비정상적으로 혈압이 높거나 낮았던 경력이 있으면 더 자주 검사하라.
🩸 **공복의 콜레스테롤**	9~12시간 동안 단식한 다음에 콜레스테롤을 검사해보라. 그러면 지방질에 관한 중요한 수치들을 훨씬 정확하게 알 수 있을 것이다. 총 콜레스테롤, LDL(저비중지단백) 및 HDL(고비중지단백) 콜레스테롤, 그리고 중성지방 수치 등이 이에 속한다. 이전의 검사에서 비정상적인 결과가 나온 적이 있었다면, 이 검사를 5년에 한 번은 꼭 실시하는 게 좋다.
🩸 **치아 건강**	매년 빠짐없이 치과를 찾아가 검진을 받고 전문적인 치아세척을 해야 한다. 충치 같은 문제가 생기기 쉬운 타입이라면 일 년에 두 번씩 방문해야 한다.
🩸 **눈 건강**	2년마다 한 번씩(혹은 의사가 권하는 대로) 안과 전문의를 찾아가 눈 건강을 체크해야 한다.
🩸 **성(性) 건강**	성병 유무 검사를 받아야 한다. 여성의 경우 자궁경부암 검사와 골반검사를 매년 한 번씩 하라.
🩸 **면역력**	19세가 되면 파상풍-디프테리아 예방주사를 맞아야 하며, 인유두종바이러스 백신을 미리 맞지 않았다면 이때 맞아야 한다. 해마다 독감예방 백신도 맞아야 한다. 1980년 이후에 태어난 사람은 제2차 수두 백신을 반드시 맞는다.
🩸 **피부검사**	피부에 어떤 흉터나 변화가 있는지 매달 체크하고, 1년에 한 번은 의사의 피부검진을 받는다.

🩸 고환검사	한 달에 한 번은 스스로 검사하고, 특히 가족 중에 고환암의 병력이 있는 경우는 빠뜨리지 말아야 한다.
🩸 유방검사	한 달에 한 번은 스스로 검사하고, 특히 가족 중에 유방암의 병력이 있는 경우는 빠뜨리지 말아야 한다.
🩸 운동	나만의 맞춤 운동 프로그램을 개발하고 가속도계를 이용해 하루 중의 움직임을 기록해보자. 아울러 일일 활동 목표를 세우는 게 좋다.
🩸 당뇨병 검진	가족 중에 당뇨병의 이력이 있거나, 25 이상의 신체질량지수가 나오거나, 임신성 당뇨병 이력이 있다면, 반드시 당화혈색소(당화 헤모글로빈)를 체크해야 한다. 당화혈색소 검사는 3개월간의 평균 혈당 수치로, 일시적인 혈당 수치보다 몸의 전반적인 상태를 체크하는 데 좋은 지표다.

30대 건강 체크리스트

🩸 **혈압**	적어도 일 년에 한 번 체크해야 한다. 비정상적으로 혈압이 높거나 낮았던 경력이 있으면 더 자주 검사한다.
🩸 **공복의 콜레스테롤**	과거 검사에서 비정상적인 결과가 나온 적이 있었다면, 이 검사를 5년에 한 번은 꼭 실시해야 한다. 공복의 콜레스테롤은 9~12시간동안 아무 것도 먹지 않은 다음에 체크하는 것이며, 더 정확한 검사 결과를 보여준다.
🩸 **치아 건강**	매년 빠지지 말고 치과를 찾아가 검진 받고 전문적인 치아세척을 해야 한다. 충치 같은 문제가 생기기 쉬운 경우는 일 년에 두 번씩 방문하라.
🩸 **눈 건강**	2년마다 한 번씩(혹은 의사가 권하는 대로) 안과 의사를 찾아가 눈 건강을 체크하라.
🩸 **성(性) 건강**	성병 유무를 검사 받아라. 여성의 경우 자궁경부암검사와 골반검사를 매년 한 번씩 해야 한다.
🩸 **면역력**	예방주사 스케줄을 유지하고, 매년 독감예방 백신을 맞아야 한다.
🩸 **피부검사**	피부에 어떤 흉터나 변화가 있는지 매달 체크하고, 1년에 한 번은 의사의 피부검진을 받아라.
🩸 **고환검사**	한 달에 한 번은 스스로 검사하고, 특히 가족 중에 고환암 병력이 있는 경우는 빠뜨리지 말아야 한다.

♦ 유방검사	한 달에 한 번은 스스로 검사하고, 특히 가족 중에 유방암 병력이 있는 경우는 빠뜨리지 말아야 한다.
♦ 운동	나만의 맞춤 운동 프로그램을 개발하고 가속도계를 이용해 하루 중의 움직임을 기록해보자. 아울러 일일 활동 목표를 세워라.
♦ 당뇨병 검진	가족 중에 당뇨병의 병력이 있거나 25 이상의 신체질량지수가 나오거나 임신성당뇨병의 이력이 있다면 반드시 당화혈색소(당화 헤모글로빈)를 체크하라. 당화혈색소 검사를 받으면 지난 3개월의 평균 혈당 수치를 얻을 수 있는데, 이는 어느 한 순간의 혈당 수치만을 보는 검사보다 전반적인 상태에 대한 훨씬 더 좋은 지표다.

40대 건강 체크리스트

🩸 혈압	병원을 찾아 최소한 일 년에 한 번 체크하고, 비정상적으로 혈압이 높거나 낮았던 경력이 있으면 더 자주 검사하라. 집에서는 훨씬 더 자주 혈압에 주목하고 그 수치를 기록한다는 목표를 세우는 것이 좋다. 오후만 되면 혈압이 슬그머니 올라간다든지, 운동을 하고 나면 낮아지는 등 특정 패턴이 나타나는지 예의 주시하라.
🩸 공복의 콜레스테롤과 염증표지자	3~5년마다 한 번씩 꼭 이 수치를 체크하고, 과거 검사에서 비정상적인 결과가 나온 적이 있었다면 더 자주 검사하라. 염증표지자(염증 마커)는 핏속의 합성물로, 인체에서 진행되고 있는 어느 체계의 염증을 반영하기 때문에 무언가가 잘못되고 있음을 알려준다.
🩸 치아 건강	매년 빠지지 말고 치과를 찾아가 검진 받고 전문적인 치아세척을 받아라. 충치 같은 문제가 생기기 쉬운 경우는 일 년에 두 번씩 방문해야 한다.
🩸 눈 건강	2년마다 한 번씩(혹은 의사가 권하는 대로) 안과 의사를 찾아가 눈 건강을 체크하라.
🩸 성(性) 건강	성병 유무를 검사 받고, 여성의 경우는 자궁경부암검사와 골반검사를 매년 한 번씩 하라.
🩸 면역력	예방주사 스케줄을 계속 유지하고, 매년 독감예방 백신을 맞아라.
🩸 피부검사	피부에 어떤 흉터나 변화가 있는지 매달 체크하고, 1년에 한 번은 의사의 피부검진을 받는 것이 좋다.

♦ 고환검사	한 달에 한 번은 스스로 검사하고, 특히 가족 중에 고환암 병력이 있는 경우는 빠뜨리지 말아야 한다.
♦ 유방검사	한 달에 한 번은 스스로 검사하고, 특히 가족 중에 유방암 병력이 있는 경우는 빠뜨리지 말아야 한다. 또한 어느 시점에 생애 최초의 유방암 검진용 엑스레이 촬영을 받아야 할지 물어보라. 40대에 매년 유방암 조영을 받으면 유방암 사망률이 감소되는 것으로 확인되었지만, 그 위험과 미치는 영향에 관한 분석이 각양각색이어서 모든 전문 기관들이 다 권유하는 것은 아니다. 의료진과 함께 유방암 검진의 여러 가지 옵션에 관해 해마다 논의하는 것이 좋다.
♦ 운동	나만의 맞춤 운동 프로그램을 개발하고 가속도계를 이용해 하루 중의 움직임을 기록해보라. 아울러 일일 활동 목표를 세워라.
♦ 당뇨병 검진	혈당 수치를 최소한 일 년에 한 번은 검사해야 하며, 과거에 비정상적인 수치가 나온 적이 있다면 좀 더 자주 실시하라. 45세 이전에는 반드시 당화혈색소 검사를 받도록 해야 한다. 이 검사를 받으면 지난 3개월의 평균 혈당 수치를 얻을 수 있는데, 이는 어느 한 순간의 혈당 수치만을 보는 검사보다 전반적인 상태에 대한 훨씬 더 좋은 지표다.
♦ 전립선검사	가족 중에 전립선암 병력이 있다면 기초적인 전립선특이항원 검사(PSA test, 전립선암에 대한 지표)를 받도록 해야 한다. 그렇지 않은 경우엔 50세까지 기다려도 무방하다.
♦ 예방 의약	가족의 병력 및 개인의 위험 요소에 기반을 두고, 하루에 75mg 혹은 81mg의 아스피린과 스타틴을 복용하는 것이 예방요법으로 적절한지 의사와 논의해보라.

50대 건강 체크리스트

♦ 혈압	병원을 찾아 최소한 일 년에 한 번 체크하고, 비정상적으로 혈압이 높거나 낮았던 경력이 있으면 더 자주 검사하라. 집에서는 수시로 체크하고 그 수치를 기록하겠다는 목표를 세워라. 오후만 되면 혈압이 슬그머니 올라간다든지, 운동을 하고 나면 낮아지는 등 특정 패턴이 나타나는지 예의 주시하라.
♦ 공복의 콜레스테롤과 염증표지자	3~5년마다 한 번씩 꼭 이 수치를 체크하고, 과거에 비정상적인 결과가 나온 적이 있었다면 더 자주 검사하라.
♦ 대장암검사	해마다 대변잠혈검사를 꼭 받고, 개인의 위험 요소를 고려해 의사가 권유하는 데 따라 5~10년에 한 번씩은 대장내시경검사도 고려해보라.
♦ 치아 건강	매년 한 번씩 빠지지 말고 치과를 찾아가 검진을 받고, 전문적인 치아세척을 받아라. 충치 같은 문제가 생기기 쉬운 경우는 일 년에 두 번씩 방문하라.
♦ 당뇨병 검진	당화혈색소 검사를 위시한 혈당수치검사를 최소한 일 년에 한 번은 실시해야 하며, 과거에 비정상적인 수치가 나온 적이 있다면 좀 더 자주 실시하라.
♦ 눈 건강	2년마다 한 번씩(혹은 의사가 권하는 대로) 안과 의사를 찾아가 눈 건강을 체크하라.
♦ 면역력	예방주사 스케줄을 계속 유지하고, 매년 독감예방 백신을 맞는 것이 좋다.

🩸 골다공증 검진	위험 요인이 있다면 골밀도검사를 받아라. 여기서 위험 요인이란 가족의 골다공증 병력, 스테로이드 및 기타 특정의 약품 복용, 폐경기의 진행, 주로 앉아 있는 라이프 스타일, 지나친 알코올 섭취, 흡연, 식이 장애(섭식 장애), 또는 체중 감량 수술 등을 포함한다.
🩸 전립선검사	전립선검사를 매년 받아서 전립선암에 대한 지표인 전립선특이항원 수치를 얻도록 하라.
🩸 피부검사	피부에 어떤 흉터나 변화가 있는지 매달 체크하고, 1년에 한 번은 의사의 피부검진을 받아라.
🩸 유방검사	한 달에 한 번은 스스로 검사하고, 특히 가족 중에 유방암 병력이 있는 경우는 빠뜨리지 말아야 한다. 개인의 위험 요인에 따라서 정기적인 유방촬영 스케줄을 계획하라.
🩸 운동	나만의 맞춤 운동 프로그램을 개발하고 가속도계를 이용해 하루 중의 움직임을 기록해보라. 아울러 일일 활동 목표를 세워라.
🩸 예방 의약	가족의 병력 및 개인의 위험 요소에 기반을 두고, 하루에 75mg 혹은 81mg의 아스피린과 스타틴을 복용하는 것이 예방요법으로 적절한지 의사와 논의해보라.

60대 건강 체크리스트

🩸 **복부 초음파**	65세 이상이고 과거에 흡연 경력이 있는 사람은 반드시 이 검사를 받아야 한다.
🩸 **혈압**	병원을 찾아 최소한 일 년에 한 번씩 체크하고, 비정상적으로 혈압이 높거나 낮았던 경력이 있으면 더 자주 검사하라. 집에서는 수시로 체크하고 그 수치를 기록하겠다는 목표를 세워라. 오후만 되면 혈압이 슬그머니 올라간다든지, 운동을 하고 나면 낮아지는 등 특정 패턴이 나타나는지 예의 주시하라.
🩸 **공복의 콜레스테롤과 염증표지자**	5년마다 한 번씩 이 수치를 체크하고, 과거에 비정상적인 결과가 나온 적이 있었다면 더 자주 검사하라.
🩸 **대장암검사**	해마다 대장암검사를 받아라. 여기에는 10년 주기의 대장내시경검사, 5년 주기의 S상(狀) 결장경검사, 3년 주기의 대변잠혈검사, 혹은 매년 한 번씩의 대변잠혈검사 등을 75세까지 받는 것이 포함된다.
🩸 **치아 건강**	매년 한 번씩 빠지지 말고 치과를 찾아가 검진을 받고 전문적인 치아세척을 받아라. 충치 같은 문제가 생기기 쉬운 경우는 일 년에 두 번씩 방문하라.
🩸 **당뇨병 검진**	3년에 한 번씩(혹은 의사의 권유에 따라서) 당화혈색소 검사를 받아라.
🩸 **눈 건강**	2년마다 한 번씩(혹은 의사가 권하는 대로) 안과 의사를 찾아가 눈 검진을 받아라.

🩸 **면역력**	예방주사 스케줄을 계속 유지하고, 매년 독감예방 백신을 맞아라. 60세 이후에는 대상포진 백신을, 65세 이후에는 폐렴쌍구균 감염 백신(뉴모백스)을 맞는 것이 좋다.
🩸 **청력검사**	65세 이상이라면 청력검사를 받아야 한다.
🩸 **골다공증 검진**	위험 요인이 있는 경우와 65세 이상의 모든 여성은 골밀도검사를 받아야 한다.
🩸 **전립선검사**	매년 전립선검사를 받아라.
🩸 **유방검사**	한 달에 한 번은 스스로 검사하고, 특히 가족 중에 유방암 병력이 있는 경우는 빠뜨리지 말아야 한다. 개인의 위험 요인에 따라서 정기적인 유방촬영 스케줄을 계획하라.
🩸 **피부검사**	피부에 어떤 흉터나 변화가 있는지 매달 체크하고, 1년에 한 번은 의사의 피부검진을 받아라.
🩸 **운동**	나만의 맞춤 운동 프로그램을 개발하고 가속도계를 이용해 하루 중의 움직임을 기록해보자. 아울러 일일 활동 목표를 세워라.
🩸 **예방 의약**	가족의 병력 및 개인의 위험 요소에 기반을 두고, 하루에 75mg 혹은 81mg의 아스피린과 스타틴을 복용하는 것이 예방요법으로서 적절한지 의사와 논의해보라.

* 국가에 따라 발생하는 암종류의 분포가 다르므로 각 나라마다 암검진 권고안을 따로 만들고 있다. 우리나라의 암검진 권고안은 국가암정보센터(www.cancer.go.kr)를 참고하면 된다.

70대 이후 건강 체크리스트

🔴 **복부 초음파**	과거에 흡연 경력이 있는 반드시 이 검사를 받아라.
🔴 **혈압**	병원을 찾아가 최소한 일 년에 한 번은 체크하고, 비정상적으로 혈압이 높거나 낮았던 경력이 있으면 더 자주 검사하라. 집에서는 수시로 체크하고 그 수치를 기록하겠다는 목표를 세워라. 오후만 되면 혈압이 슬그머니 올라간다든지, 운동을 하고 나면 낮아지는 등 특정 패턴이 나타나는지 예의 주시하라.
🔴 **공복의 콜레스테롤과 염증표지자**	매년 한 번씩 꼭 이 수치를 체크하고, 과거에 비정상적인 결과가 나온 적이 있었다면 더 자주 검사하라.
🔴 **대장암검사**	해마다 대변잠혈검사를 꼭 받고, 개인의 위험 요소를 고려해 의사가 권유하는 데 따라 5~10년에 한 번씩은 대장내시경검사도 고려해보라.
🔴 **치아 건강**	매년 한 번씩 빠지지 말고 치과를 찾아가 검진을 받고 전문적인 치아세척을 받아라. 충치 같은 문제가 생기기 쉬운 경우는 일 년에 두 번씩 방문하라.
🔴 **당뇨병 검진**	3년에 한 번씩(혹은 의사의 권유에 따라서) 당화혈색소를 검사 받아라.
🔴 **눈 건강**	2년마다 한 번씩(혹은 의사가 권하는 대로) 안과 의사를 찾아가 눈 검진을 받아라.

🔴 면역력	예방주사 스케줄을 계속 유지하고, 매년 독감예방 백신을 맞는 것이 좋다. 60대에 폐렴쌍구균 감염 백신(뉴모백스)을 맞지 않았다면, 65세 이후 아무 때라도 반드시 맞아야 한다.
🔴 청력검사	청력 감퇴를 겪고 있다면 청력검사를 받아보라.
🔴 전립선검사	매년 전립선검사를 받아라.
🔴 유방검사	한 달에 한 번은 스스로 검사하고, 특히 가족 중에 유방암 병력이 있는 경우는 빠뜨리지 말아야 한다. 개인의 위험 요인에 따라서 정기적인 유방촬영 스케줄을 계획하라.
🔴 피부검사	피부에 어떤 흉터나 변화가 있는지 매달 체크하고, 1년에 한 번은 의사의 피부검진을 받아라.
🔴 운동	나만의 맞춤 운동 프로그램을 개발하고 가속도계를 이용해 하루 중의 움직임을 기록해보자. 아울러 일일 활동 목표를 세워라.
🔴 예방 의약	가족의 병력 및 개인의 위험 요소에 기반을 두고, 하루에 75mg 혹은 81mg의 아스피린과 스타틴을 복용하는 것이 예방요법으로서 적절한지 의사와 논의해보라.

당신이 놓치기 쉬운
100세 건강 리스트

여기 무병장수를 위해 내가 작성해본 재미있는 건강 리스트와 여기저기 어렵지 않게 구할 수 있었던 자료들을 모아 소개한다. 이것들은 건강을 위한 최고의 '커닝 페이퍼'이며 당신이 가장 핵심적인 사실과 규칙과 아이디어들을 기억할 수 있도록 도와줄 것이다. 나이와는 상관없이 건강을 유지하기 위해 당신이 할 수 있는 가장 중요한 것들은 다음과 같다.

- **매년 건강검진** : 믿을 만한 의사를 정해놓고 해마다 같은 시점에 전반적인 건강검진을 위한 스케줄을 잡아라. 대부분의 사람들(특히 젊고 건강한 사람들)은 이런 검진 때문에 의사를 찾는 경우가 거의 없다. 정기검진, 예방을 위한 검사, 예방주사 등은 건강의 유지를 위해 가장 중요한 부분이다. 내가 운영하는 웹사이트(davidagus.com)에서 얻을 수 있는 것과 같은 개인적인 건강상태 설문을 작성해보고, 그 결과를 의사와 함께 논의해보는 것도 좋을 것이다.

- **내 가족의 병력을 숙지할 것** : 가족의 병력은 사람들이 가장 이용

하지 않는 것이면서도, 건강 이해를 위한 지극히 강력한 도구 중 하나다. 가족의 병력은 다른 질병보다도 암, 당뇨병, 심장 질환, 뇌졸중 등에 대한 당신의 위험도 수준에 영향을 미친다. 이 모든 것들은 대화에서 시작된다. 따라서 가족들이랑 이야기를 나누고 가까운 친척이 경험했던 질병을 예의 주시해야 한다.

- **금연할 것 :** 지금 담배를 피우고 있다면 바로 끊어라! 비흡연자와 비교했을 때 담배를 피우는 사람은 폐암에 걸릴 확률이 약 23배나 더 높다. 흡연은 폐암으로 인한 사망의 90% 정도를 차지한다고 한다. 또한 흡연은 당신이 심장질환에 걸릴 위험을 배로 증대시킨다.

- **육체적으로 활발하게 움직일 것 :** 활발하게 움직이는 타입이 아니라면, 너무 거창하게 시작하지 말고 조금씩 시간을 늘려서 거의 매일 최소한 30분 정도 에어로빅 운동을 하는 수준까지 끌어올리도록 하자. 또 낮에 일을 하거나 다른 활동을 하면서라도 자꾸 움직이도록 하자. 오랜 시간 앉아 있기만 하면 온갖 병이 찾아올 위험이 커진다. 엘리베이터 대신에 계단을 오르내리거나, 점심시간 중 20분씩 걷거나, 마트 주차장에서도 입구와 가장 멀리 떨어진 곳에다 주차를 하는 등의 사소한 모든 것들이 영향을 미친다.

- **뭐든 규칙적으로** : 먹는 것, 자는 것, 운동하는 것 등을 가능한 한 매일 같은 시간에 하도록 하자.

- **자신의 몸과 친해질 것** : 당신이 경험하는 모든 징후와 증세를 일일이 기록하고 그것을 의사와 이야기하자.

- **건강한 식사를 할 것** : 과일 · 채소 · 통곡류(홀 그레인)로 식단을 가득 채우고, 살코기 · 가금류 · 생선콩 · 견과류 등의 건강한 단백질을 선택하자. 가공유지나 염분이나 첨가당 함유량이 낮은 음식을 먹자. 핵심은 '절제'다.

- **건강한 체중을 유지할 것** : 음식물에서 얻는 칼로리를 운동으로 태워버리는 칼로리와 같게 해서 균형을 맞추자. 성인들 중 키에 비해 건강한 체중을 유지하고 있는 사람은 33%에 불과하다. 비만과 과체중은 제2형 당뇨병, 심혈관계 질환, 고혈압, 뇌졸중, 그리고 몇 가지 암을 포함하는 만성질병에 걸릴 위험이 있다.

- **스트레스를 잘 관리할 것** : 스트레스(특히 장기적인 스트레스)는 건강 악화를 시작하는 혹은 심화시키는 하나의 요소일 수 있다. 스트레스를 관리하는 것은 당신의 건강과 복지에 필수불가결이다. 따라서 매일 시간을 내서 산책을 하거나 마음이 편안해지는 일을 하도록 하자.

- **술은 적당히 마실 것** : 알코올이 건강하고 균형 잡힌 식사의 한 부분이 될 수는 있다. 하지만 적당하게 마실 때에만 그렇다. '적당하게'란 남성은 하루에 두 잔 이상, 여성은 하루에 한 잔 이상을 마시지 않는다는 뜻이다(여기서 한 잔이란 통상 355cc의 맥주 한 병이나 와인 쿨러, 148cc의 와인 한 잔, 혹은 44cc의 80도짜리 증류주 한 잔을 가리킨다).

- **잠을 잘 잘 것** : 당신이 얼마나 양질의 잠을 자느냐에 따라서 당신이 얼마나 식사를 많이 하는지, 당신 몸의 신진대사가 얼마나 빨리 이루어지는지, 당신이 얼마나 뚱뚱하거나 말랐는지, 당신이 세균감염을 얼마나 잘 싸워서 물리치는지, 그리고 당신이 얼마나 스트레스에 잘 대처하는지 등이 달라질 수 있다. 일정한 패턴의 수면을 유지하라. 같은 시간에 잠자리에 들고 깨어나는 것이 비결이다.

- **모든 비타민과 보충제를 피할 것** : 당신의 의사가 꼭 필요하다고 말해주지 않는 이상, 이런 것들은 반드시 피해야 한다.

- **아스피린과 스타틴의 역할을 논의할 것** : 마흔 살이 넘어가면 당신도 이러한 예방 의약의 복용에 관해 의사와 이야기를 나눠봐야 한다.

질병이 나를 피하게 만드는
행동 10가지

오늘 당장 당신이 다음과 같은 조치를 취한다면 아파 누울 위험은 크게 줄어들 수 있다. 특히 암과 치매라고 하는 인생 막판의 가장 무서운 두 가지 질병에 걸릴 위험이 줄어들 것이다.

1. 진짜배기 음식을 정해진 스케줄에 따라서 먹는다.
2. 비타민과 보충제에 손대지 않는다.
3. 마흔이 다가오면 아스피린과 스타틴에 관해서 의사와 의논을 해본다.
4. 처방 받은 (조기)암 검진 스케줄을 충실하게 따른다.
5. 정기적으로 운동하고 낮에도 움직여준다.
6. 건강한 체중을 유지한다.
7. 담배를 끊는다.
8. 자외선차단제를 바르지 않고 직접 햇볕에 노출되는 일을 피한다.
9. 염증의 원천을 피한다.
10. 해마다 독감예방주사를 맞는다.

아이들에게 건강과 복지를
가르치는 방법 10가지

1. 이유를 설명해주자. 우리는 아이들에게 그저 이렇게 저렇게 하라고 지시만 할 뿐, 이유를 말해주지 않는 경우가 많다. 만약 당신도 이유를 모른다면, 그 이유를 알아내라.

2. 어린이들과 영양분에 관한 제이미 올리버의 비디오 (제이미 올리버 유튜브 채널, http://www.youtube.com/user/JamieOliver)와 TED 토크를 보자.

3. 훌륭한 모범을 보이자.

4. 활동을 격려하자.

5. 디지털 세계를 벗어난 다운타임(휴식)의 중요성을 가르치자.

6. 백신, 백신, 그리고 또 백신!

7. 음식물을 사러 갈 때나 농산물 직거래 장터에 갈 때 아이들을 데려가고, 요리할 때는 주방에서 그들을 격려하고 부추기자.

8. 집안에 아픈 사람이 생겼을 땐 아이들에게도 어떤 역할을 수행하도록 힘을 실어주자. 기금 조성 행사도 만들어보고, 다른 사람들도 가르치며, 아이들이 아파 누운 사람을 도울 수 있는 계획도 만들어보자.

9 아이들이 스스로를 검사하게 만듦으로써 소아과병원에 갈 수 있는 마음의 준비를 시키자. 머리끝에서 발끝까지 찬찬히 검사를 하고 아픈 데나 변한 곳이 없는지 체크하자. 의사를 만나면 아이들이 직접 질문하도록 리스트를 만들어보라고 격려해주자.

10 아이들이 나름대로 의료 데이터 리스트를 만들게 하자. 여러 해에 걸친 키와 몸무게, 면역기록, 입원기록 등이 포함될 것이다. 이렇게 해주면 아이들은 머지않아 자신의 헬스케어에서 스스로 맡는 역할이 있다는 태도를 갖게 될 것이다. 그들이 의사와 개별적으로 만나는 시간도 허락해주자.

미국의 가장 흔한 사망 원인 10가지

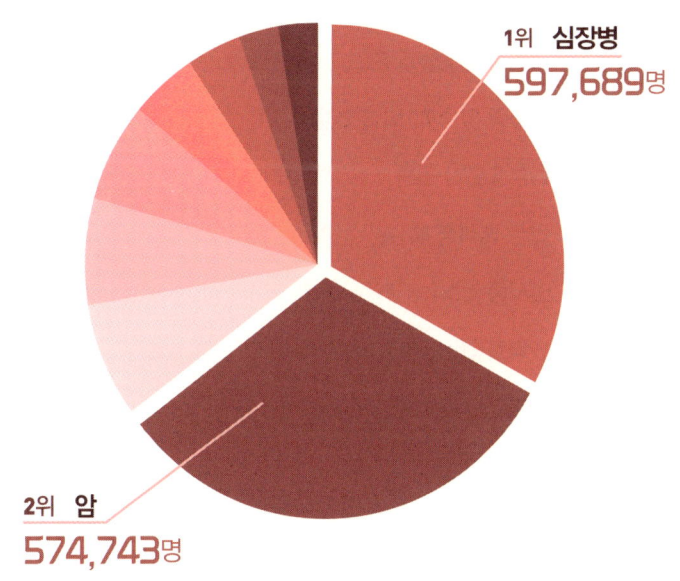

1위 심장병 597,689명
2위 암 574,743명

- 1위 심장병 597,689명
- 2위 암 574,743명
- 3위 만성 하부호흡기 질환 138,080명
- 4위 뇌졸중(뇌혈관 질병) 129,476명
- 5위 사고사 및 부상 120,859명
- 6위 알츠하이머병 83,494명
- 7위 당뇨병 69,071명
- 8위 신염, 신증후군, 신증 50,476명
- 9위 독감 및 폐렴 50,097명
- 10위 의도적인 자해(자살) 38,364명

• 출처 : 2010년 미국 질병통제예방센터

전 세계의 가장 흔한 사망 원인 10가지

- **1위** 허혈성 심장병 **7,250,000**명 (12.8%)
- **2위** 뇌졸중 및 기타 뇌혈관 질병 **6,150,000**명 (10.8%)
- **3위** 하부호흡기 질환 **3,460,000**명 (6.1%)
- **4위** 만성 폐쇄성 폐질환 **3,280,000**명 (5.8%)
- **5위** 설사증 **2,460,000**명 (3.1%)
- **6위** 면역결핍바이러스(HIV) / 에이즈 **1,780,000**명 (3.1%)
- **7위** 기도암, 기관지암, 폐암 **1,390,000**명 (2.4%)
- **8위** 결핵 **1,340,000**명 (2.4%)
- **9위** 당뇨병 **1,260,000**명 (2.2%)
- **10위** 교통사고 사망 **1,210,000**명 (2.1%)

• 출처 : 2008년 세계보건기구(WHO)

가장 널리 알려진 살빼기 미신

1 "조금씩 걸어 멀리 간다. 걸어가는 것만으로도 당신은 살을 뺄 수 있다."

진실 : 체중 감량을 하려면 노력을 해야 한다. 살을 빼고 뺀 살을 다시 얻지 않으려면, 그저 매일 상쾌하게 걷는 이상의 심각한 운동이 필요하다.

2 "현실적인 목표만이 체중을 줄이는 데 도움을 줄 수 있다."

진실 : 아니다. 터무니없는 목표를 설정해도 역시 체중 감량에 진전을 볼 수 있다.

3 "살 빼는 노력에 지나치게 욕심을 부리면, 실패할 것이다."

진실 : 좌절이야 있겠지만 꿈만큼은 아무리 크게 가져도 무방하다. 좌절하지 않고 계속 노력하는 데 도움이 될 것이다.

4 "당신의 다이어트를 바꾸겠다는 정신적인 준비가 되어 있지 않으면, 실패하고 말 것이다."

진실 : 이 경우야말로 아주 작은 동기가 커다란 진척을 볼 수 있는 때다. 만약 자신의 식사 습관에 변화를 줄 마음이 어느 정도 있으면, 성공할 수 있다.

5 "빨리 빼면, 오래 가지 않는다."

진실 : '천천히' 그리고 '꾸준히'가 언제나 성공하는 것은 아니다. 신속한 감량이 지속적인 결과로 이어지는 사람들도 있다.

트랜스 지방이 가장 많이 함유된 음식 10가지

1. 마가린, 쇼트닝, 기타 가공된 스프레드 제품
2. 포장된 베이킹 믹스 제품(케이크 믹스, 비스퀵 등)
3. 조리된 스프 제품(특히 라면, 컵 스프)
4. 패스트푸드(특히 튀긴 음식)
5. 냉동식품(냉동 파이, 고기 넣은 파이, 와플, 피자, 빵 가루 묻힌 생선 스틱 같은 제품들)
6. 구운 제품(특히 케이크나 도넛처럼 상업적으로 구운 제품)
7. 각종 칩과 크래커
8. 아침식사 식품(시리얼, 에너지바 같은 제품)
9. 쿠키와 캔디(특히 안에 크림이 든 제품)
10. 토핑과 딥(dip)♥(크림 대용품, 향커피, 그레이비♥♥, 샐러드 드레싱 같은 제품)

....
♥ 소스의 일종이다.
♥♥ gravy : 고기를 익힐 때 나오는 육즙으로 만드는 소스이다.

설탕이 가장 많이 들어 있는 음식 10가지

1 과립당(granulated sugar) 및 기타 감미료(갈색설탕, 꿀, 당밀, 사탕수수 시럽)

2 드링크 파우더 및 소프트드링크

3 캔디와 누가(nougat)

4 말린 과일

5 쿠키, 케이크, 파이

6 스프레드, 잼, 설탕 절임

7 시리얼, 시리얼 바, 인스턴트 오트밀 포장제품

8 각종 소스(케첩, 초콜릿 시럽, 샐러드드레싱 같은 제품)

9 아이스크림, 밀크셰이크, 카페 드링크

10 시럽에 넣은 과일 통조림

혈당지수가 가장 높은 음식물

---

1. 소프트드링크, 스포츠드링크, 과일주스
2. 흰 빵, 파스타, 쌀, 국수(베이글, 바게트, 도넛, 와플, 팬케이크, 떡, 피자 같은 것도 잊지 말 것)
3. 감자, 포테이토칩, 파스닙(설탕당근)
4. 프레즐, 대량생산되는 크래커, 쿠키
5. 케이크와 대부분의 베이킹된 제품
6. 상업적인(정제된) 시리얼 및 인스턴트 오트밀
7. 대추야자 열매, 건포도, 수박
8. 거의 모든 캔디

• 출처 http://www.health.harvard.edu/newsweek

오메가3가 가장 많이 함유된 생선 11가지

1. 야생의 알라스카 연어
2. 북극 곤들매기▼
3. 대서양 고등어
4. 태평양 정어리
5. 알라스카 혹은 브리티시 컬럼비아의 은대구
6. 멸치
7. 굴
8. 송어
9. 미국이나 캐나다의 날개다랑어 (앨버코어 참치)
10. 홍합
11. 마설가자미 (넙치)

• 출처 : US News and World Report에 게재된 Environmental Defense Fund's Seafood Selector 및 Monterey Bay Aquarium's Seafood Watch 프로그램의 요약 내용

▼ Arctic Char : 연어와 송어의 사촌 격인 민물고기로서 물고기 중에서는 가장 북방에서 서식하는 종류이다.

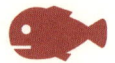

수은에 가장 많이 오염된 생선 10가지

1. 옥돔
2. 황새치
3. 상어
4. 삼치
5. 눈다랑어
6. 오렌지 러피▼
7. 청새치
8. 대서양산 삼치
9. 석반어(그루퍼)▼
10. 참치

• 출처 : 미국 FDA 웹사이트, 1990~2010년 사이 상업용 생선 자료

▼orange roughy : 양분이 거의 없는 수심 800m의 메마른 심해에서 아주 느리게 성장하면서 아주 오래 사는 특이한 장수 물고기이다. 40년을 살아야 알을 품을 수 있고, 150년이나 사는 경우도 있다. 1970년대에 들어서야 비로소 알려진 생선이다.

▼grouper : 농어목 바리과에 속하는 물고기의 총칭이다. 몸에 돌과 같은 무늬와 점들이 있다고 해서 붙은 이름으로 동남아에서는 흔히 가루파라고 부르며, 특히 중국인들이 사랑하는 생선이다.

건강·의료 관련
미국 10대 웹사이트

◆ **주의** : 내가 다음의 웹사이트에 올라와 있는 모든 내용에 동의한다는 뜻은 아니다. 단지 건강에 관한 정보를 얻을 수 있는 좋은 출처이기 때문에 알려주는 것이다.

1. 미국 국립보건원(National Institues of Health) : www.nih.gov
2. 미국 질병통제예방센터(Centers for Disease Control and Prevention) : www.cdc.gov
3. 미국 가정의학회(American Academy of Family Physicians) : www.familydoctor.org
4. 미국 의료정보 사이트 '헬스파인더'(Office of Disease Prevention and Health Promotion : www.healthfinder.gov
5. 랜스 암스트롱 재단(Livestrong) : www.livestrong.org
6. 미국 심장학회(American Heart Association) : www.americanheart.org
7. 마요 클리닉(The Mayo Clinic) : www.mayoclinic.com
8. 미국 국립의료박물관(National Library of Medicine) : www.nlm.nih.gov/medlineplus
9. 미국 의학전문 뉴스 사이트(WebMD) : www.webmd.com
10. 미국 암학회(American Cancer Society) : www.cancer.org

식중독의
5대 주범

---

1 캠필로백터나 살모넬라에 감염된 가금류

2 톡소플라즈마 기생충이 있는 소고기나 돼지고기

3 가공육과 소프트치즈 같은 낙농제품에 함유된
   리스테리아 병원균

4 샐러드 등의 여러 가지 식자재로 이루어진 음식물에
   들어 있는 살모넬라와 노로 바이러스
   (녹색 잎채소는 식중독을 일으키는 가장 주된 원천 중 하나)

5 계란이나 농산물에 들어 있는 살모넬라

• 출처 : 미국 질병통제예방센터

꼭 응급실을 찾아야 할 상황 10가지

1 호흡이 곤란할 때, 숨이 찰 때
2 가슴이나 복부 상단이 아프거나 눌리는 느낌일 때
3 기절할 때, 갑자기 어지럽거나 힘이 없을 때
4 시각 기능에 변화가 있을 때
5 정신적으로 혼란이 오거나 변화가 감지될 때
6 갑작스럽고 날카로운 고통이 있을 때
7 출혈이 멈추지 않을 때
8 구토나 설사가 심하거나 계속될 때
9 기침을 하면서 각혈을 할 때
10 자살이나 살해의 충동을 느낄 때

• 출처 : 미국 응급의학협회

동절기에 반드시
해야 할 10가지

1. 아직 맞지 않았다면 독감예방주사를 맞을 것
2. 일상적으로 손을 씻을 것
3. 음식을 공유하거나 다른 사람과 나눠 마시는 일을 피할 것
4. 환자와 거리를 둘 것
5. 몸이 좋지 않다고 느끼면 출근하지 말고 공공장소를 피할 것
6. 아연정제를 항상 옆에 비치해둘 것
7. 손으로 얼굴을 만지거나 음식물을 집지 말 것
8. 손 세정제를 갖고 다닐 것
9. 통풍이 잘 안 되는 답답한 공간을 피할 것
10. 모두가 함께 쓰는 구역을 항상 깨끗이 유지할 것

반드시 걸어야 할 이유 10가지

1. 살찌는 것을 예방하고 살을 뺄 수도 있다.
2. 암에 걸릴 위험성을 줄여준다.
3. 심장질환이나 뇌졸중의 위험도를 줄여준다.
4. 당뇨병에 걸릴 위험을 줄여준다.
5. 두뇌의 힘을 향상시키고 창의력을 북돋아준다.
6. 침체된 기분을 좀 더 나아지게 해준다.
7. 스트레스를 풀어준다.
8. 대자연과의 소통을 자극해주고 자기성찰을 격려해준다.
9. 커피 한 잔에서 얻는 것과 동일한 각성을 얻을 수 있다.
10. 무엇보다 걸으면 더 오래 살 수 있다.

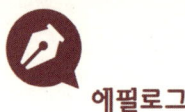
에필로그

내가 첫 번째 책을 썼을 때와 마찬가지로 나의 환자들에게 먼저 고마움을 전하고 싶다. 매일 그들과 소통을 하면서 내가 쓰고자 하는 메시지를 갈고 닦을 수 있도록 도와주었기 때문이다. 여러분들을 보살피는 일에 내가 참여할 수 있게 해주었으니 감사하고, 또 인간의 몸이 어떻게 작동하는지 매일 가르쳐준 것도 감사하며, 찾아갈 때마다 나의 임무가 완전히 끝나지 않았음을 상기시켜주어서 또한 감사드린다. 한 사람 한 사람을 도와서 치유 받게 하기 위해서는 의료 기술이 급진적으로 개선되어야 할 것이다. 아울러 나를 비판적으로 바라보는 분들에게도 고맙다는 말을 하고 싶다. 그들의 말과 아이디어는 내 사고방식에 영향을 미칠 뿐 아니라, 더 나아가 내가 메시지를 만들어내고 또렷하게 밝힐 수 있도록 도와주었기 때문이다.

사람들에게 건강에 대해 가르칠 수 있다는 것은 특권이 아니라 무거운 책임이기도 하다. 이 길을 걸어오면서 나는 한 번도 혼자인 적이 없었으며, 그 점에서 헌신적이었던 많은 사람들에게 빚을 지고 있다. 이 책은 내가 헬스케어 산업에서 평생토록

쌓아온 작업의 절정일 뿐만 아니라, 널리 퍼져 있는 우리 팀과의 계속적인 협동·협업을 반영한 것이기도 하다.

이 점에서 나는 다른 누구보다 나의 동료 크리스틴 로버그한테 감사하고 싶다. 그녀와 나는 3년 가까이 함께 일했으며, 또 책을 쓰겠다는 생각을 했을 때도 크리스틴이 거기에 함께해주지 않으면 진행하지 않을 작정이었다. 크리스틴은 놀라운 파트너요, 통찰력이 번득이는 사상가이고, 탁월한 재능을 지닌 저자인 동시에 훌륭한 친구다. 그녀의 가족인 로런스와 콜린, 그리고 이 책을 쓰는 동안 무럭무럭 자라고 있었던 두 번째 아이에게도 지난 몇 해 동안 크리스틴이 나와 소중한 시간을 보낼 수 있도록 허락해준 데 대해 고마움을 전하고 싶다. 아름답고도 때로는 장난꾸러기 같은 그림들을 그려 책의 콘셉트를 간결하게 만들었을 뿐 아니라, 건강을 재미있는 주제로 만들어주었던 고지은에게도 감사와 박수갈채를 보내야겠다. 그녀의 가족인 브라이언과 루카에게도 한 해 내내 지은과 내가 함께 작업할 수 있게 보내주어서 고맙기 짝이 없다.

그 과정에서 전문성과 배려의 마음으로 나를 대표해주었고, 보호해주었으며, 인도해주기도 했던 로버트 바넷에게도 역시 감사의 말을 전한다! 아울러 나를 사랑하는 마음으로 옹호해주고 수호천사가 되어준 데이빗 포비치도 너무 고마웠다. 이것저것 나를 돌봐준 손길이 정말 탁월했다.

저자로서의 내 짧은 경력은 오로지 한 출판사에서만 이루어졌는데, 나는 그보다 더 좋고 더 든든한 환경을 상상할 수 없다.

그래서 프리실라 페인튼이 이끄는 사이먼 앤 셔스터 출판사의 팀에 깊은 감사를 표하고자 한다. 그들의 지원, 신뢰, 그리고 능숙한 기술이 없었더라면 이 책도 세상에 나올 수 없었을 것이다. 프리실라의 편집에 대한 통찰과 실용적인 지혜는 내가 훨씬 더 나은 책을 만들 수 있게 해주었다. 마이클 어코디노, 수잰 도너휴, 랜스 피츠제럴드, 래리 휴즈, 낸시 잉글리스, 에이미 라이언, 낸시 싱어, 시드니 타니가와, 그리고 최고 보스인 조너선 카프 등 모든 팀원들도 나와의 작업을 잘 참아주었고 지지의 마음을 거두지 않았기에 정말 고마울 따름이다.

서던 캘리포니아 대학교의 웨스트사이드 암센터 및 응용분자의학센터에서 나와 함께하는 팀에게도 많은 빚을 졌다. 그들이 있었기에 나는 의사와 연구자의 직분을 다 할 수 있었고, 책을 쓸 시간도 낼 수 있었다. 환상적인 내 조수 오텀, 그리고 임상 팀인 애덤, 에인절, 클레어, 줄리앤, 줄리, 저스틴, 리사, 올가, 로빈, 셸리, 미첼 등에게도 특별히 감사의 말을 전하고 싶다. 그들은 줄곧 나를 지지해주고 친구가 되어주었으며, 영광스럽게도 치료를 맡게 된 우리 환자들을 하루도 빠짐없이 보살펴주었다. 조사팀의 조너선, 패러그, 댄, 섀넌, 폴, 키안, 크리스티나, 그리고 이본, 내 생각이 진보하게끔 밀어주고 질병 치료를 위한 좀 더 나은 방법을 알아내는 데 헌신해주어서 고맙다.

그 외에도 나를 정기적으로 지원해주고 내게 영감을 불러일으키는 사람들이 있다. 제프 페이저, 샌디 글레이스틴, 게일 킹, 조너선 러푸크, 크리스 릭트, 노라 오도널, 캐럴린 피어슨, 데이빗 로즈, 그리고 CBS 뉴스의 찰리 로즈, 모두 다 내가 사람들을 가르치고 정보를 줄 수 있는 힘을 주었다. 아울러 도미닉 안푸조, 마크 베니오프, 제럴드 브레슬로어, 일라이 브로드, 빌 캠벌, 마이클 델, 래리 엘리슨, 로버트 에번즈, 머리 젤-만, 앨 고어, 브래드 그레이, 데이비스 구겐하임, 대니 힐리스, 월터 아이잭슨, 피터 제이컵스, 클리프턴 리프, 맥스 니키어스, 페이비언 오버펠드, 하워드 오웬즈, 시몬 페레스, 모리 포비치, 카먼 폴리아피토, 브루스 레이머, 섬너 레드스턴, 조 숀도르프, 더브 사이드먼, 보니 솔로우, 스티븐 스필버그, 엘 스티븐즈, 요시 바르디, 제이 워커, 데이빗 와이스먼, 그리고 닐 영. 당신들의 멘토십과 우정과 충고에 진심으로 감사를 드린다. AuthorBytes의 스티브 베닛과 그의 팀이 보여준 창의적이고 다이내믹한 웹사이트 관리, 그리고 사람들이 '건강' 메시지에 귀를 기울이게 만드는 방법을 환상적으로 안내해주었던 파라마운트 영화사의 조쉬 그린스틴, 에이미 파월, 캐런 허멀린 등에게도 고마운 마음뿐이다.

　마지막으로 불굴의 지지와 사랑을 보내준 나의 가족, 에이미, 마일즈, 시드니, 그리고 나의 부모님들에게도 감사의 포옹을 전한다! 여러 세대를 거치면서 서로가 서로를 지지하는 것은 이제 우리 가족이 가장 많이 인용하고 가장 좋아하는 전통의 하나가 되었다. 그래서 나는 포비치 가문과 에이거스 가문보다도 더 가슴 뿌듯한 응원팀을 상상할 수가 없다. 모두들 내 지원자가 되어주고, 좀 더 나은 의료와 전반적인 건강이라는 나의 미션을 널리 퍼뜨려주어서 정말 고맙다!

역자 소개 권 기 대

번역이란 서로 다른 문화와 언어를 넘나들며 새로운 콘텐트를 만드는 또 하나의 창작이라고 믿는 번역가. 2008년 앙드레 지드의 미발표 소설 『코리동』을 완역 출간함으로써 국내에서는 전무후무한 영어/독어/불어 원서의 번역-출간이라는 '트리플 크라운'을 달성한 학구파다. 서울대학교 경제학과를 졸업한 후 미국의 모건은행에서 비즈니스 커리어를 시작했으나, 이내 금융계를 떠나 거의 30년간 미국, 호주, 인도네시아, 프랑스, 독일, 홍콩 등을 편력하며 서양문화를 흡수하고 동양문화를 반추했다. 홍콩에서 영화 평론과 예술영화 배급을 했으며, 최근 귀국하여 다수의 해외 TV 프로그램을 수입-공급하기도 했다.

그가 번역한 영어 서적으로는 베스트셀러 『덩샤오핑 평전』(황금가지, 2004), 부커상 수상 소설 『화이트 타이거』(베가북스, 2008) 한국학술원 우수도서로 선정된 『부와 빈곤의 역사』(나남출판, 2008)를 위시하여 『우주전쟁』(베가북스 2005), 『아이는 어떻게 성공하는가』(베가북스 2013) 『헨리 키신저의 중국이야기』(민음사, 2012), 『살아있는 신』(베가북스 2010) 등이 있고, 독일어 서적으로는 페터 한트케의 『돈 후안』(베가북스, 2005)과 『신비주의자가 신발끈을 묶는 방법』(미토, 2005) 등이 출간되었다. 어린이를 위한 그림책도 『괜찮아 그래도 넌 소중해』『내 친구 폴리 세계평화를 이룩하다』『병아리 100마리 대소동』『달님이 성큼 내려와』 등 다수를 번역하였다.

빠르게 쉽게 즐겁게 읽는 국민 건강 가이드
나를 살리는 건강습관 65

초판 1쇄	2014년 12월 5일
초판 2쇄	2015년 2월 5일

저 자	데이빗 B. 에이거스
감 수	노동영 · 서울대 국민건강지식센터
역 자	권기대

펴낸이	권기대
펴낸곳	도서출판 베가북스

책임편집	최연정
디자인	이성아
마케팅	배혜진 추미경 황영식

출판등록 제313-2004-000221호

주 소 (158-859) 서울시 양천구 중앙로48길 63 다모아 2층 202호
주문 및 문의전화 02)322-7241 **팩스** 02)322-7242

ISBN 978-89-92309-91-2 13510

※ 이 책의 판권은 지은이와 베가북스에 있습니다.
　이 책 내용의 전부 혹은 일부를 재사용하려면 반드시 양측의 서면 동의를 받아야 합니다.
※ 좋은 책을 만드는 것은 바로 독자 여러분입니다. 책에 대한 아이디어나 원고가 있으신 분은 vega7241@naver.com으로 간단한 개요와 취지, 연락처 등을 보내주세요.

홈페이지	www.vegabooks.co.kr
블로그	http://blog.naver.com/vegabooks.do
트위터	@VegaBooksCo **이메일** vegabooks@naver.com